中国医学临床百家

林仲秋 / 著

外阴癌

林仲秋 2024 观点

科学技术文献出版社
SCIENTIFIC AND TECHNICAL DOCUMENTATION PRESS

·北京·

图书在版编目（CIP）数据

外阴癌林仲秋 2024 观点/林仲秋著. —北京：科学技术文献出版社，2024.4
ISBN 978-7-5235-1205-0

Ⅰ.①外… Ⅱ.①林… Ⅲ.①外阴疾病—癌—诊疗 Ⅳ.① R737.35

中国国家版本馆 CIP 数据核字（2024）第 055220 号

外阴癌林仲秋 2024 观点

策划编辑：蔡 霞　责任编辑：蔡 霞　责任校对：张永霞　责任出版：张志平

出 版 者	科学技术文献出版社
地 址	北京市复兴路 15 号　邮编　100038
编 务 部	（010）58882938，58882087（传真）
发 行 部	（010）58882868，58882870（传真）
邮 购 部	（010）58882873
官 方 网 址	www.stdp.com.cn
发 行 者	科学技术文献出版社发行　全国各地新华书店经销
印 刷 者	北京虎彩文化传播有限公司
版 次	2024 年 4 月第 1 版　2024 年 4 月第 1 次印刷
开 本	710×1000　1/16
字 数	51 千
印 张	6　彩插 8 面
书 号	ISBN 978-7-5235-1205-0
定 价	88.00 元

序
Preface

韩启德

欧洲文艺复兴后，以维萨利发表《人体构造》为标志，现代医学不断发展，特别是从 19 世纪末开始，随着科学技术成果大量应用于医学，现代医学发展日新月异，发生了根本性的变化。

在过去的一个世纪里，我国现代化进程加快，现代医学也急起直追。但由于启程晚，经济社会发展落后，在相当长的时期里，我国的现代医学远远落后于发达国家。记得 20 世纪 50 年代，我虽然生活在上海这个最发达的城市里，但是母亲做子宫切除术还要到全市最高级的医院才能完成；我患猩红热继发严重风湿性心包炎，只在最严重昏迷时用过一点青霉素。20 世纪 60—70 年代，我从上海第一医学院毕业后到陕西农村基层工作，在很多时候还只能靠"一根针，一把草"治病。但是改革开放仅仅 40 多年，我国现代医学的发展水平已经接近发达国家。可以说，世界上所有先进的诊疗方法，中国的医生都能做，有的还做得更好。更为可喜的是，近年来我国医学界开始取得越来越多的原创性成果，在某些点上已经处于世界领先地位。中国医生已经不再盲从发达国家的疾病诊疗指南，而能根据我们自己的经验和发现，根据我国自己的实际情况制定临床标准和规范。我们越来越有自己的东西了。

要把我们"自己的东西"扩展开来，要获得越来越多"自己的东西"，就必须加强学术交流。我们一直非常重视与国外的学术交流，第一时间掌握国外学术动向，越来越多地参与国际学术会议，有了"自己的东西"也总是要在国外著名刊物去发表。但与此同时，我们更需要重视国内的学术交流，第一时间把自己的创新成果和可贵的经验传播给国内同行，不仅为加强学术互动，促进学术发展，更为学术成果的推广和应用，推动我国医学事业发展。

我国医学发展很不平衡，经济发达地区与落后地区之间差别巨大，先进医疗技术往往只有在大城市、大医院才能开展。在这种情况下，更需要采取有效方式，把现代医学的最新进展以及我国自己的研究成果和先进经验广泛传播开去。

基于以上考虑，科学技术文献出版社精心策划出版《中国医学临床百家》丛书。每本书涵盖一种或一类疾病，由该疾病领域领军专家撰写，重点介绍学术发展历史和最新研究进展，并提供具体临床实践指导。临床疾病上千种，丛书拟以每年百种以上规模持续出版，高时效性地整体展示我国临床研究和实践的最高水平，不能不说是一个重大和艰难的任务。

我浏览了丛书中已经完稿的几本书，感觉都写得很好，既全面阐述了有关疾病的基本知识及其来龙去脉，又介绍了疾病的最新进展，包括作者本人及其团队的创新性观点和临床经验，学风严谨，内容深入浅出。相信每一本都保持这样质量的书定会受到医学界的欢迎，成为我国又一项成功的优秀出版工程。

《中国医学临床百家》丛书出版工程的启动，是我国现代医学百年进步的标志，也必将对我国临床医学发展起到积极的推动作用。衷心希望《中国医学临床百家》丛书的出版取得圆满成功！

  是为序。

2016 年作于北京

作者简介
Author introduction

林仲秋，中山大学首届名医、妇产科学二级教授、主任医师，博士研究生导师。现任中山大学孙逸仙纪念医院妇产科教授、澳门医学专科学院院士、澳门镜湖医院妇产科顾问医师。中国抗癌协会宫颈癌专业委员会主任委员、中国抗癌协会腹膜癌专业委员会副主任委员、中国医师协会整合医学分会妇产科专业委员会副主任委员、中国优生科学协会生殖道疾病诊治分会副主任委员、中国初级卫生保健基金会妇科专业委员会副主任委员、中国医药教育协会妇科肿瘤医学教育委员会副主任委员。国内多种学术杂志常务编委或编委，人民卫生出版社全国高职高专卫生部规划教材供临床医学专业用《妇产科学》第6、第10版编委、第7～9版副主编，高等教育出版社全国高等学校医学规划教材成人教育《妇产科学》主编，《宫颈癌手术难点与技巧图解》《外阴癌林仲秋2016观点》、逸仙妇瘤诊疗规范丛书《妇科恶性肿瘤化疗手册》《妇科肿瘤诊治流程》《妇科肿瘤围手术处理》等30多部医学专著主编。

1983年毕业于中山医学院，从医40年，主攻妇科肿瘤，在妇科手术方面技术精湛，多次受邀进行手术表演及讲学，手术的方法和技巧已被全国同行普遍借鉴应用。擅长宫颈癌、子宫内膜癌、卵巢癌、外阴癌、阴道癌、生殖道畸形矫治、生殖道瘘修补等妇科疑难手术。致力于国际权威妇科肿瘤诊治指南在中国的推广，每年对主要国际妇科肿瘤最新权威指南如NCCN、FIGO等指南进行解读。

针对全国妇科肿瘤医生，创建"逸仙妇瘤"微信公众专业版，至今已超12万人关注。介绍妇科肿瘤最新研究动态、学术会议、指南讲解和病例问答等。

前 言
Foreword

因为少见，所以神秘。

外阴癌仅占女性生殖道恶性肿瘤的 4%~5% 。其发病率低，对于大多数妇科医生来讲，可能一年碰不到一两例。实践机会不多，经验难以积累，偶然遇到，因惧怕伤口愈合不良，避之不及。

手术、化疗和放疗是目前治疗恶性肿瘤的三大手段。近年来，免疫靶向治疗也在晚期外阴癌的应用中取得了一定的效果。对于大多数实体瘤而言，除了某些淋巴系统肿瘤和妊娠滋养细胞肿瘤可以靠化疗治愈或长期缓解外，化疗只是辅助治疗手段，外阴癌亦然。本来外阴癌位于体表，放射射线容易到达肿瘤组织进而杀灭肿瘤，然而，射线在杀灭肿瘤的同时，肿瘤病灶周围皮肤往往也同时遭殃。因此，手术是外阴癌的主要治疗方法。

近年来，妇科医生的手术水平已有很大的提高，对广泛子宫切除、腹膜后淋巴结切除、细胞减灭等手术，早已得心应手。然而，当遇到外阴癌，多数妇科医生却束手无策。实际上，外阴癌的手术并不复杂，若仅从手术难度而言，甚至比宫颈癌、卵巢癌的手术还简单。

本书于 2016 年初版，8 年过去了，虽然因为病例少见，新进展不多，但是也有一些新发现和新观念，有再版的需求。本书从诊断、治疗原则、手术方法、手术技巧等方面入手，简要介绍了外阴癌诊治相关的进展，既有权威国际诊治指南的介绍，也有本人手术技巧和手术经验的总结。

撰写本书的目的，在于帮助后来者捅破最后一层"窗户纸"，揭开外阴癌的神秘面纱，从陌生到熟悉，从恐惧到淡定。

只要多实践、勤思考、善总结，终能达到克敌制胜之完美境界。

林仲秋

2024 年 2 月

目 录
Contents

外阴癌流行病学和癌前病变 / 001

1. 外阴癌是少见的女性生殖道恶性肿瘤 / 001

2. 外阴鳞状上皮内病变是外阴癌的癌前病变 / 002

3. HPV 感染与普通型 VSIL 密切相关 / 002

4. VSIL 的治疗需个体化，方法多种多样 / 005

外阴癌病理和临床表现 / 008

5. 外阴癌最常见的组织病理学类型是鳞状细胞癌 / 008

6. 外阴癌尚无可接受的筛查程序，要重视 "机会性筛查" / 008

7. 外阴肿物是外阴癌主要的临床表现，诊断必须有病理活检结果
   并进行全面评估 / 009

外阴癌分期和治疗原则 / 013

8. 外阴癌一般采用 FIGO 分期 / 013

9. 外阴黑色素瘤采用 TNM 分期 / 018

10. 外阴癌采用以手术为主、放化疗为辅的综合治疗方法 / 021

FIGO 2021 外阴癌治疗指南简介 / 023

11. FIGO 指南包括了预防、VSIL、外阴鳞癌和特殊类型恶性肿瘤的
处理 / 023

12. FIGO 强调早期外阴癌的手术治疗需要个体化 / 025

13. FIGO 强调放疗也是外阴癌的重要治疗手段 / 027

14. 晚期外阴癌应先处理淋巴结，后处理外阴原发病灶 / 029

15. 手术切缘状态是影响预后的重要因素 / 031

16. 外阴特殊类型肿瘤包括外阴黑色素瘤、前庭大腺癌和
外阴佩吉特病 / 032

17. 2021 版 FIGO 指南主要有 4 个更新 / 035

NCCN 2024 外阴鳞癌临床实践指南简介 / 040

18. 最初 NCCN 指南仅限于外阴鳞状细胞癌 / 040

19. NCCN 指南将患者分为 3 种情况分别处理 / 041

20. NCCN 指南推荐早期肿瘤治疗以手术为主 / 041

21. NCCN 指南推荐局部晚期肿瘤手术结合放疗 / 042

22. NCCN 指南推荐晚期肿瘤、转移肿瘤行姑息、对症及
支持治疗 / 043

23. 外阴癌腹股沟区前哨淋巴结活检技术应用比较成熟，
NCCN 指南推荐了应用原则 / 044

24. NCCN 指南更加重视放射治疗在外阴癌的应用 / 045

25. NCCN 指南推荐的全身治疗方法包括化疗、抗血管生成药物和
    免疫、靶向治疗 / 046

国际指南之我见 / 048

26. 直到 2016 年，NCCN 才首次公布外阴癌指南，相对 FIGO
    指南来讲还比较粗糙 / 048

27. 手术治疗趋势是在保证治疗效果的前提下，尽可能缩小手术
    范围 / 049

28. 局部广泛切除术是目前外阴癌切除外阴病灶的最基本术式 / 050

29. NCCN 指南最值得商榷的推荐是对局部晚期肿瘤外阴原发病灶的
    处理 / 053

30. CACA 指南吸纳了 FIGO 和 NCCN 指南的精华，增加了中医和
    康复治疗内容 / 054

手术方法技巧之我见 / 055

31. 大字形体位可满足同时切除腹股沟淋巴结和外阴病灶的
    需要 / 055

32. 腹股沟区皮下分层非常重要 / 056

33. 手术顺序是先切除腹股沟淋巴结后切除外阴病灶 / 056

34. 保留大隐静脉可减轻术后下肢水肿 / 057

35. 切除外阴病灶时尽量避免损伤尿道和直肠 / 058

36. 缝合外阴切口时尽量减少张力，腹股沟区术后放置引流管 / 058

手术技巧创新 / 059

37. 大字形体位 / 059

38. 三切口腹股沟横直线切口技术 / 059

39. 外阴切口上窄下宽 / 060

40. 过底缝合、负压引流 / 061

41. 可通过腹膜外或腹腔镜切除增大的盆腔淋巴结 / 061

外阴癌随访 / 063

42. 体格检查和细胞学、HPV 检查是主要的随访项目 / 063

复发外阴癌的治疗 / 064

43. 复发外阴癌的治疗需多学科参与 / 064

44. 二次或多次复发后手术通常需要皮瓣移植 / 065

外阴癌治疗新进展及展望 / 073

45. 外阴癌新辅助化疗尚有争议 / 073

46. 外阴癌全身治疗药物进展 / 075

47. 外阴癌的治疗尚需积累经验，多中心联合研究非常重要 / 077

参考文献 / 078

出版者后记 / 081

外阴癌流行病学和癌前病变

1. 外阴癌是少见的女性生殖道恶性肿瘤

外阴癌比较少见，约占所有女性生殖系统恶性肿瘤的 4%。多见于绝经后妇女，发病率随年龄递增。发病风险因素包括年龄增长、人乳头瘤病毒（human papilloma virus，HPV）感染、吸烟、影响外阴的炎症状态和免疫缺陷。

90% 的外阴癌属于鳞状细胞癌（squamous cell carcinoma，SCC）。10% 的外阴癌也会发生更罕见的组织学类型，包括黑色素瘤、乳房外佩吉特病、前庭大腺癌、疣状癌、基底细胞癌和肉瘤。

外阴癌虽然显露于体表易于早期被发现，但患者一般年龄较大，加上发病位于隐私部位羞于启齿，所以确诊时多为晚期。大多数鳞状细胞癌发生于大阴唇，但也可发生于小阴唇、阴蒂和会阴。

根据 SEER 数据库的数据，外阴癌患者的 5 年生存率从早期（Ⅰ／Ⅱ期）的 86% 到局部晚期（Ⅲ／ⅣA 期）的 53%，最后到Ⅳ

B 期（包括盆腔淋巴结转移）的 19%。

2. 外阴鳞状上皮内病变是外阴癌的癌前病变

外阴鳞状上皮内病变（vulvar squamous intraepithelial lesion, VSIL）作为一种外阴癌的癌前病变，多见于年轻妇女，可能与宫颈和阴道的类似病变相关。

近年来，国际外阴阴道病研究学会（ISSVD）修订了用于描述外阴病变的术语。2004 年，ISSVD 把外阴鳞状上皮内病变（VSIL）分为两种类型，即普通型 VSIL 和分化型 VSIL。普通型 VSIL 与高危型 HPV 持续感染有关；而分化型 VSIL 通常与外阴皮肤病，如硬化性苔藓有关。2015 年，ISSVD 再将该 VSIL 更新为三类外阴病变：①扁平湿疣、尖锐湿疣或 HPV 感染导致的外阴低级别鳞状上皮内病变（LSIL）；②外阴高级别鳞状上皮内病变（HSIL，以前归为普通型 VSIL）；③分化型 VSIL。

随着年轻女性下生殖道高危型 HPV 感染率的增加，普通型 VSIL 患者的比例也逐步增加，导致了年轻外阴癌患者比例有所上升。随着人群中 HPV 疫苗的使用日益增多，绝经前女性中普通型 VSIL 与外阴浸润癌的发病率同时显著下降。

3. HPV 感染与普通型 VSIL 密切相关

大多数下生殖道癌，包括外阴癌、阴道癌和宫颈癌，有着相同的病因，与高危型 HPV 感染密切相关。2020 年 WHO 第 5 版女性生殖系统病变病理分类，将外阴鳞状上皮内病变分为 HPV 相关和非 HPV 相关两类。其中 HPV 相关包括低级别鳞状上皮内病变（low-grade squamous intraepithelial lesions，LSIL）和高级别鳞状上皮内病变（high-grade squamous intraepithelial Lesions，HSIL）。非 HPV 病变又称分化型外阴上皮内瘤变。

HPV 是一种小的环状 DNA 病毒，主要侵犯宫颈鳞状上皮的基底层细胞和宫颈转化区的化生上皮细胞，外阴和阴道也是 HPV 易感部位。目前发现 HPV 有 200 多个型别，其中 50 多个型别与生殖道感染有关。

根据引起宫颈癌的可能性，国际癌症研究机构将其分为高危型 HPV，包括 HPV-16 型、HPV-18 型、HPV-31 型、HPV-33 型、HPV-35 型、HPV-39 型、HPV-45 型、HPV-51 型、HPV-52 型、HPV-56 型、HPV-58 型、HPV-59 型；疑似高危型 HPV，包括 HPV-26 型、HPV-53 型、HPV-66 型、HPV-67 型、HPV-68 型、HPV-70 型、HPV-73 型、HPV-82 型；低危型 HPV，包括 HPV-6 型、HPV-11 型、HPV-40 型、HPV-42 型、HPV-43 型、HPV-44 型、HPV-54 型、HPV-61 型、HPV-72 型、HPV-81 型、HPV-89 型。

高危型 HPV 与高级别和低级别的外阴、阴道、宫颈上皮内瘤变及癌相关；低危型 HPV 与生殖器疣和低级别的外阴、阴道、宫颈上皮内病变相关。

50%～75% 的女性一生中可能会感染 HPV，感染通常是"一过性"或"一过性 HPV 携带状态"。多数患者可以自主清除，平均时间为 6～12 个月。90%～95% 的 HPV 会在 24 个月内被清除，只有持续的 HPV 感染才会发生病变或癌。

部分外阴癌的病因与宫颈癌相似，与高危型 HPV 感染密切相关。估计由 HPV 感染引起的外阴癌从 30% 到 69% 不等，最近的一项荟萃分析报告为 39.7%。在 80%～90% 的外阴 HSIL 中检测到 HPV 感染。绝大多数与 HPV 相关的外阴癌和 HPV-16 型、HPV-18 型有关。

HPV 感染的危险因素包括无保护性交；涉及感染区域的密切外阴皮肤 – 皮肤接触；免疫缺陷疾病；多个男性伴侣或男性伴侣有多个女性伴侣。性传播疾病的预防措施同样适用于外阴癌的预防。

预防 HPV 感染也是预防 VSIL 的有效方法，性伴侣间坚持正确地使用避孕套能减少 HPV 感染，但不能完全防止 HPV 感染。目前已上市预防宫颈癌的 2 价（预防 HPV-16 型、HPV-18 型）、4 价（预防 HPV-6 型、HPV-11 型、HPV-16 型、HPV-18 型）、9 价（预防 HPV-6 型、HPV-11 型、HPV-16 型、HPV-18 型、HPV-31 型、HPV-33 型、HPV-45 型、HPV-52 型、HPV-58 型）HPV 疫苗，也可用于预防 VSIL。HPV 疫苗预防接种的普及在降低宫颈癌发病率的同时，也会降低外阴癌的发病率。

目前，对 HPV 感染的治疗缺乏良方，现今的策略是"治病即治毒"，即治疗 HPV 感染造成的病变，使 HPV 在一定时间（12个月）内被清除，需及时发现外阴尖锐湿疣并及时治疗。

4. VSIL 的治疗需个体化，方法多种多样

VSIL 的治疗强调个体化，应综合考虑以下因素：病灶的范围、部位，VSIL 级别、数量（多灶性），患者年龄、有无并发症、性功能需求、生育要求等；综合考虑治疗方法、疗效、功能或结构的影响、复发风险。

基本治疗原则是先活检排除浸润癌。大部分外阴低级别鳞状上皮内病变可自行消退，通常只需密切随访，一年后仍存在时再治疗。外阴高级别鳞状上皮内病变发展为浸润癌的风险大，需及时治疗。

外阴高级别鳞状上皮内病变的药物治疗可局部外用 5% 氟尿嘧啶软膏或 5% 咪喹莫特乳膏，但有外阴局部药物刺激反应。据报道，药物的临床完全反应率为 50%～86%，对多灶性病变可能有效，缺点是复发率高。

激光治疗和光动力治疗是外阴高级别鳞状上皮内病变常用的物理治疗方法，手术切除则适合于范围较小的病灶。

分化型 VSIL 与外阴慢性单纯性苔藓、外阴硬化性苔藓等外阴皮肤病相关。

外阴慢性单纯性苔藓的药物治疗包括局部应用糖皮质激素类药物控制瘙痒，可选用0.025%醋酸氟轻松软膏、0.01%曲安奈德软膏等，当瘙痒症状缓解后，改用作用轻微的1%～2%氢化可的松软膏。局部物理治疗适用于对症状严重或药物治疗无效者。常用方法：①聚焦超声；②CO_2激光或氦氖激光；③其他：波姆光、液氮冷冻等。激光治疗有手术精确、操作简易、破坏性小、愈合后瘢痕组织较少的优点，但其远期复发率仍与手术切除相当。外阴慢性单纯性苔藓的恶变率很低，一般不采用手术治疗，手术治疗仅适用于：①反复药物、物理治疗无效者；②出现不典型增生、有恶变可能者。

外阴硬化性苔藓的常用局部治疗药物：①2%丙酸睾酮油膏或霜，根据治疗反应及症状持续情况决定用药次数及时间。若瘙痒症状较重，可与1%或2.5%氢化可的松软膏混合涂搽，症状缓解后可逐渐减少至停用氢化可的松软膏。②0.3%黄体酮油膏。③糖皮质激素类：可先用0.05%丙酸氯倍他索软膏，瘙痒顽固、表面用药无效者可用曲安奈德混悬液皮下注射。④免疫治疗：免疫抑制剂可通过刺激皮肤局部的免疫因子产生治疗作用。新型局部炎症细胞因子抑制剂（吡美莫司）、T细胞选择性抑制剂他克莫司。幼女外阴硬化性苔藓至青春期有可能自愈，一般不采用丙酸睾酮油膏治疗，以免出现男性化。局部涂1%氢化可的松软膏或0.3%黄体酮油膏，症状多能缓解，但应定时长期随访。外阴硬化性苔藓的物理治疗和慢性单纯性苔藓相同。对病情严重或药物治疗无效者，可行表浅外阴切除。

已经出现分化型 VSIL 者，若为老年、病灶广泛的患者，可采用单纯外阴切除术。手术切除范围包括外阴皮肤及部分皮下组织，不切除会阴筋膜。若伴有浸润癌或合并汗腺癌时，需做根治性或部分根治性外阴切除加双侧腹股沟/股淋巴结切除术。

外阴癌病理和临床表现

5. 外阴癌最常见的组织病理学类型是鳞状细胞癌

外阴癌的组织病理学类型很多，有鳞状细胞癌、恶性黑色素瘤、疣状癌、外阴佩吉特病、非特异性腺癌、非特异性基底细胞癌和前庭大腺癌。约 80% 的外阴癌组织病理学类型为鳞状细胞癌。在医院和肿瘤治疗中心，恶性黑色素瘤是外阴癌的第 2 种常见病理类型；而社区研究报告中显示基底细胞癌是第 2 种常见的病理类型。

6. 外阴癌尚无可接受的筛查程序，要重视"机会性筛查"

因外阴癌发病率低，目前，没有专门针对外阴癌的筛查程序。但宫颈癌有完善的"三阶梯"筛查程序，我们在进行宫颈癌筛查时，同时进行阴道和外阴部位的筛查，就不会漏掉发现阴道和外阴癌前病变或早期疾病。另外，有宫颈癌或阴道癌治疗病史的患者在定期随访时，建议常规检视外阴和阴道，必要时采用阴道镜来检查；有硬化性苔藓或有 VSIL 病史的患者也应定期监测，并指导患者利用镜子进行常规自检。

7. 外阴肿物是外阴癌主要的临床表现，诊断必须有病理活检结果并进行全面评估

外阴癌可以无症状，但大多数患者会出现外阴肿块/溃疡、伴/不伴疼痛，阴道出血/阴道排液偶见。患者通常有长期瘙痒病史，与外阴营养不良相关。晚期患者可因腹股沟淋巴结受累而出现腹股沟区肿块。

外阴癌是指肿瘤原发病灶位于外阴部位的癌变。阴道癌的发病率比外阴癌更低。累及阴道和外阴（即病灶横跨处女膜缘）的癌性病变均应诊断为外阴癌，同时必须排除生殖道转移至外阴部的继发肿瘤。

外阴癌因部位表浅，容易取得活检标本，故诊断外阴癌必须有组织病理活检结果。

若考虑病变局限于上皮内，首次诊断评估时需对病灶行多点活检（多发病灶需从各病灶多处取材），以排除浸润癌。Keyes 活检器是理想的活检工具。该活检器有多个型号，直径为 4 ~ 8 mm，可根据病灶大小选用不同直径的活检器型号；该活检器能够取得较深的皮下组织以排除浸润癌，一般需取 3 ~ 4 mm 的深度（图 1）。

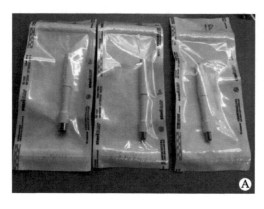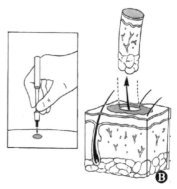

A：Keyes 活检工具；B：Keyes 活检方法。

图 1　Keyes 活检工具及方法

　　若病变怀疑为浸润癌，通常在门诊局部麻醉下进行楔形切除或 Keyes 活检，切除/活检部分应该包括部分皮下间质组织。了解浸润深度对于手术方式的选择很重要，特别是肿瘤直径 <2 cm 的患者。正确的取活检方法（图 2、图 3）和 Keyes 活检方法一样，能取得病灶下方的组织，了解肿瘤的浸润深度。不正确的取活检方法（图 4）不能获得病灶浸润深度的关键性病理信息。

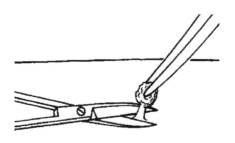

图 2　正确的取活检方法一

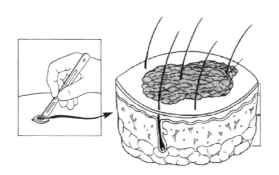

图 3 正确的取活检方法二

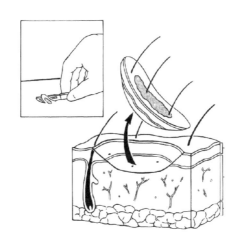

图 4 不正确的取活检方法

对于直径 ≤2 cm 的肿瘤，活检时最好不切除整个病灶，否则在手术治疗时，难以根据肿瘤的边缘确定切除范围。若病灶很小，希望一次性解决诊断和治疗的问题，避免二次手术，也可以在距离病灶边缘至少 1 cm 的位置行局部广泛切除病灶，并进行连续切片检查确定浸润深度。若间质浸润深度 ≤1 mm，则不需后续治疗；若间质浸润深度 >1 mm，需二次手术切除腹股沟淋巴结。

除活检外，还需行宫颈细胞学检查；因鳞状上皮病变通常累及其他部位，故需用阴道镜检查宫颈和阴道；对于病灶较大的肿瘤，盆腔和腹股沟区 CT/MRI 扫描有助于检测相应部位的增大淋巴结及是否有骨质侵蚀和发现转移灶；术前需进行常规全血细胞计数、生化全项、胸部 X 线片、心电图等检查。

外阴癌分期和治疗原则

8. 外阴癌一般采用 FIGO 分期

1970 年 FIGO 公布了外阴癌的临床分期（表1）。

表 1　FIGO 1970 外阴癌临床分期

期别		描述
Ⅰ		肿瘤局限于外阴，最大径线 ≤2 cm，无可疑腹股沟淋巴结转移
Ⅱ		肿瘤局限于外阴，最大径线 >2 cm，无可疑腹股沟淋巴结转移
Ⅲ	ⅢA	肿瘤侵犯外阴以外部位，但无腹股沟淋巴结转移
	ⅢB	肿瘤局限于外阴，但有可疑腹股沟淋巴结转移
Ⅳ	ⅣA	有腹股沟淋巴结转移
	ⅣB	肿瘤侵犯膀胱黏膜、直肠黏膜、尿道黏膜/骨质
	ⅣC	任何远处部位/盆腔深部转移

自 1988 年起，FIGO 将外阴癌的临床分期更改为手术分期（表2）。

表2　FIGO 1988 外阴癌手术分期

期别		描述
0		原位癌
I	I	肿瘤局限于外阴/外阴和会阴，最大径线≤2 cm
	I A	肿瘤局限于外阴/外阴和会阴，最大径线≤2 cm，间质浸润≤1.0 mm[*]
	I B	肿瘤局限于外阴/外阴和会阴，最大径线≤2 cm，间质浸润 >1.0 mm
II		肿瘤局限于外阴/外阴和会阴，最大径线 >2 cm
III		肿瘤侵犯下列任何部位：下尿道、阴道、肛门和（或）单侧区域淋巴结转移
IV	IV A	肿瘤侵犯下列任何部位：膀胱黏膜、直肠黏膜、上尿道黏膜；或骨质固定和（或）双侧区域淋巴结转移
	IV B	任何部位（包括盆腔淋巴结）的远处转移

[*] 肿瘤浸润深度是指肿瘤从最表浅真皮乳头的上皮 – 间质交界处至最深浸润点的距离。

1994 年 FIGO 增加了 I 期外阴癌的各亚期。2009 年 FIGO 妇科肿瘤委员会对外阴癌 FIGO 分期进行了修订（表3）。

表3　FIGO 2009 外阴癌分期

期别		描述
I	I	肿瘤局限于外阴
	I A	肿瘤局限于外阴/外阴和会阴，无淋巴结转移，病灶直径≤2 cm，间质浸润≤1.0 mm
	I B	肿瘤局限于外阴/外阴和会阴，无淋巴结转移，病灶直径 >2 cm 或间质浸润 >1.0 mm
II		无论肿瘤大小但是肿瘤局部扩散至会阴邻近器官（尿道下 1/3、阴道下 1/3、肛门），无淋巴结转移

（续表）

期别		描述
Ⅲ	Ⅲ	无论肿瘤大小、肿瘤局部是否扩散至会阴邻近器官（尿道下 1/3、阴道下 1/3、肛门），有腹股沟淋巴结转移
	ⅢA	① 1 个淋巴结转移（≥5 mm） ② 1~2 个淋巴结转移（<5 mm）
	ⅢB	① ≥2 个淋巴结转移（≥5 mm） ② ≥3 个淋巴结转移（<5 mm）
	ⅢC	阳性淋巴结出现包膜外扩散
Ⅳ	Ⅳ	肿瘤侵犯临近区域其他器官（尿道上 2/3、阴道上 2/3)/远处器官
	ⅣA	肿瘤侵犯下列任何器官： ① 上尿道和（或）阴道黏膜、膀胱黏膜、直肠黏膜/固定于骨盆 ② 腹股沟淋巴结固定/溃疡形成
	ⅣB	任何远处部位（包括盆腔淋巴结）转移

2009 年 FIGO 分期主要改变在于Ⅰ期和Ⅲ期。在Ⅰ期中，重视了肿瘤的浸润深度。肿瘤浸润深度比肿瘤直径与淋巴结转移的关系更密切，而淋巴结转移与预后密切相关。在Ⅲ期中，重视了淋巴结状态。这就要求术后的病理报告不仅需要显示腹股沟淋巴结是否有转移，还需要显示淋巴结转移的数目、大小、包膜是否被侵犯等。

2009 年 FIGO 分期中各亚分期界限相对模糊，特别是Ⅲ期关于淋巴结的描述易引起误解。2021 年 FIGO 妇科肿瘤委员会通过收集前瞻性美国国家癌症数据库（National Cancer Database，NCDB）数据对分期重新修订，形成了 FIGO 2021 外阴癌分期（表 4）。

表 4 FIGO 2021 外阴癌分期

分期	肿瘤范围
I	肿瘤局限于外阴
I A	病变≤2 cm，且间质浸润≤1.0 mm[a]
I B	病变>2 cm，或间质浸润>1.0 mm[a]
II	任何大小的肿瘤蔓延到邻近的会阴结构（下 1/3 尿道，下 1/3 阴道和下 1/3 肛门），且淋巴结阴性
III	任何大小的肿瘤蔓延到邻近的会阴结构的上部，或存在任何数目的不固定、无溃疡形成的淋巴结转移
III A	任何大小的肿瘤蔓延到上 2/3 尿道、上 2/3 阴道、膀胱黏膜、直肠黏膜或区域淋巴结转移≤5 mm
III B	区域淋巴结[b] 转移>5 mm
III C	区域淋巴结[b] 转移且扩散到淋巴结包膜外
IV	任何大小的肿瘤固定于骨质，或固定的、溃疡形成的淋巴结转移，或远处转移
IV A	病灶固定于骨盆，或固定的或溃疡形成的区域淋巴结转移
IV B	远处转移

[a] 肿瘤浸润深度的测量是肿瘤从邻近最表浅真皮乳头的上皮－间质交界处至浸润的最深点。

[b] 区域淋巴结指腹股沟和股淋巴结。

肿瘤浸润深度测量方法如图 5。

外阴癌的另一分期是国际抗癌联盟（Union of International Cancer Control，UICC）的 TNM 分期，下面对 FIGO 分期和 TNM 分期进行了比较（表 5）。

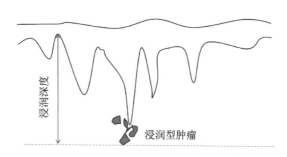

间质浸润深度目前定义为测量值（从相邻最表浅真皮乳头的上皮－间质交界处到浸润最深点的距离）。

图 5　肿瘤浸润深度测量示意

表 5　外阴癌 FIGO 分期与 TNM 分期比较

FIGO 分期		TNM 分期		
		T（肿瘤原发灶）	N（区域淋巴结）	M（远处转移）
I	I	T1	N0	M0
	I A	T1a	N0	M0
	I B	T1b	N0	M0
II	—	T2	N0	M0
III	III A	T1 ~ T2	N1 ~ N2c	M0
	III B	T1 ~ T2	N2a，N2b	M0
	III C	T1 ~ T2	N2c	M0
IV	—	T1 ~ T3	N3	M0
	IV A	T1 ~ T2	N3	M0
	IV A	T3	任何 N	M0
	IV B	任何期别的 T	任何 N	M1

注：M0：无远处转移；M1：有远处转移；其他参见表 7 ~ 表 9。

9. 外阴黑色素瘤采用 TNM 分期

外阴黑色素瘤不采用 FIGO 外阴癌分期系统而采用 TNM 分期，该分期系统通过测量肿瘤厚度和有无溃疡来描述肿瘤原发病灶（T 分期），通过淋巴结状态来描述 N 分期，通过有无远处转移来描述 M 分期（表 6 ～ 表 9）。

表 6　外阴黑色素瘤分期 cTNM

临床分期	T	N	M
0	Tis	N0	M0
Ⅰ A	T1a	N0	M0
Ⅰ B	T1b	N0	M0
	T2a	N0	M0
Ⅱ A	T2b	N0	M0
	T3a	N0	M0
Ⅱ B	T3b	N0	M0
	T4a	N0	M0
Ⅱ C	T4b	N0	M0
Ⅲ	任何 T，Tis	≥N1	M0
Ⅳ	任何 T	任何 N（N1 ～ N3）	M1

表7 外阴黑色素瘤 T 分期

T 分期	肿瘤厚度	溃疡
TX：肿瘤厚度无法评估	不适用	不适用
T0：无原发肿瘤证据	不适用	不适用
Tis：原位癌	不适用	不适用
T1	≤1.0 mm	未知或未指明的
T1a	<0.8 mm	无溃疡
T1b	<0.8 mm	有溃疡
	0.8～1.0 mm	有或无溃疡
T2	>1.0～2.0 mm	未知或未指明的
T2a	>1.0～2.0 mm	无溃疡
T2b	>1.0～2.0 mm	有溃疡
T3	>2.0～4.0 mm	未知或未指明的
T3a	>2.0～4.0 mm	无溃疡
T3b	>2.0～4.0 mm	有溃疡
T4	>4.0 mm	未知或未指明的
T4a	>4.0 mm	无溃疡
T4b	>4.0 mm	有溃疡

表8 外阴黑色素瘤N分期

N分期	区域淋巴结转移的数目	卫星灶,移行转移灶和（或）微卫星灶
Nx	区域LN无法评估（比如未做前哨LN活检，区域LN已先行切除等原因）。当pT1 cM0期临床未发现区域LN转移时用cN0代替pNx	无
N0	无区域LN转移	无
N1	1个LN，或无LN转移但是出现：移行转移，卫星转移和（或）微卫星转移	
N1a	1个隐匿性LN转移（如通过SLN活检证实）	无
N1b	1个临床显性LN转移	无
N1c	无区域LN转移	有
N2	2~3个LN转移或1个LN转移伴有移行转移，卫星转移和（或）微卫星转移	
N2a	2~3个隐匿性区域LN转移（如通过SLN活检证实）	无
N2b	2~3个LN转移中至少1个临床显性LN转移	无
N2c	1个隐匿性或临床显性转移	有
N3	≥4个LN转移；或≥2个以上LN转移伴有移行转移，卫星转移和（或）微卫星转移；或任何数量丛集样LN无论是否伴有移行转移，卫星转移和（或）微卫星转移	
N3a	≥4个隐匿性LN转移（如SLN活检证实）	无
N3b	≥4个LN转移中至少有一个为临床显性转移，或可见任何数量丛集样LN	无
N3c	≥2个隐匿性或临床显性的LN转移和（或）任何数量丛集样LN	有

表9 外阴黑色素瘤 M 分期

M	部位	LDH 水平
M0	无原发肿瘤证据	不评价
M1	有远处转移证据	
M1a	远处转移至皮肤、软组织（包括肌肉）和（或）非区域淋巴结转移	无记录或者未指明
M1a(0)		无升高
M1a(1)		升高
M1b	肺转移，有/无 M1a	无记录或者未表明
M1b(0)		无升高
M1b(1)		升高
M1c	非中枢神经系统的内脏器官转移，有/无 M1a 或 M1b	无记录或者未表明
M1c(0)		无升高
M1c(1)		升高
M1d	中枢神经系统转移，有/无 M1a 或 M1b 或 M1c	无记录或者未表明
M1d(0)		正常
M1d(1)		升高

10. 外阴癌采用以手术为主、放化疗为辅的综合治疗方法

外阴癌以往主要采用手术疗法。在过去 30 年里，放化疗已逐渐融入其治疗体系。近年来，免疫靶向治疗也逐步应用于临床。因此，外阴癌的治疗是多学科参与的个体化治疗，患者应选择具

有相关诊疗经验的医院或妇科肿瘤中心就诊。

外阴癌的治疗方式主要根据组织病理和分期决定。其他影响因素包括年龄、并发症和患者一般情况。尽管同步放化疗也是可选的有效治疗方法，尤其是晚期肿瘤患者，但是目前治疗上仍然首选手术，特别是对于鳞状细胞类型的外阴癌。晚期患者若采用手术，须行盆腔廓清术才能达到足够的手术安全切缘。其他治疗手段如化疗和免疫治疗常用于晚期转移患者或姑息治疗的患者，或其他罕见类型如恶性黑色素瘤的患者。性心理咨询服务应从诊断至治疗后期全程提供给所患有浸润前期和浸润性外阴癌的女性。

FIGO 2021 外阴癌治疗指南简介

11. FIGO 指南包括了预防、VSIL、外阴鳞癌和特殊类型恶性肿瘤的处理

针对外阴癌的预防，FIGO 提出了包括一级预防（疫苗）、二级预防（筛查）和三级预防（癌前病变的管理）的策略。

一级预防（疫苗）即使用宫颈癌疫苗，有望降低 HPV 相关的外阴癌发生率。二级预防（筛查）鼓励硬化性苔藓患者进行自检。出现任何与外阴疾病相关的异常体征（如色素沉着，不规则溃疡）或症状（如慢性外阴瘙痒）时，必须尽早行皮肤活检。已确诊宫颈、阴道及肛门部位鳞状上皮内病变的女性在阴道镜随访中必须同时检查外阴部位。三级预防（癌前病变的管理）是及时治疗与外阴癌发生有关的癌前病变。

外阴硬化性苔藓并没有确切的治疗方法。FIGO 推荐的主要治疗方法包括避免诱发因素（如由局部刺激引起的创伤，封闭潮湿

的环境）及局部使用有效和高效的糖皮质激素。可选方法包括对部分患者和（或）激素耐药的患者局部使用钙调蛋白抑制剂（如他克莫司）或维生素 A 和光动力治疗。对于女性患者，手术仅限于会阴部瘢痕形成导致功能受损时。间充质干细胞（包括脂肪来源干细胞和自体富血小板血浆）在治疗硬化性苔藓中有潜在益处，患者采用间充质干细胞注射疗法后症状得以控制。

分化型 VSIL 进展为外阴鳞癌的概率更高，病变进展更快，复发率高于 HSIL。分化型 VSIL 与 HPV 持续感染几乎无关（＜2%）。治疗方法是手术切除病灶（病变距离切缘 0.5～1 cm），以保证足够的病情评估及排除隐匿的浸润灶。

HSIL 有多种治疗手段，最常用是单纯手术切除病变，病变距离切缘 5 mm 以上，深度达到 4 mm。手术切除的优点是可以排除浸润癌，但外阴皮肤的缺损可导致性心理障碍，尤其对于年轻女性患者。另一种保证解剖完整的方法是采用 CO_2 激光，但该法无法评估有无隐匿性浸润灶。还有一种破坏性较低的治疗方法是使用 5% 的咪喹莫特，以避免瘢痕形成和性功能受损，尤其是对于小块型病灶更为合适。使用咪喹莫特和另一种局部治疗药物西多福韦 6 个月后的缓解率与手术治疗或激光汽化术后的缓解率类似。关于免疫功能低下女性的 HSIL 局部治疗效果，目前临床证据很少。不论选择何种治疗方式或切缘状态如何，依然存在复发的风险（30%～40%）。因此，推荐至少 2～3 年内密切随访复查。

FIGO 外阴恶性肿瘤公布时间比较早，已经多次修订。内容比较全面，除了介绍常见的外阴鳞癌病理类型，也包含了恶性黑色素瘤、前庭大腺（巴氏腺）癌和乳腺外佩吉特病的治疗。

12. FIGO 强调早期外阴癌的手术治疗需要个体化

外阴癌的手术治疗必须个体化，在保证治疗效果的前提下尽量采用最保守的手术方式。更重要的是，当决定治疗方案时，原发灶和腹股沟淋巴结的处理方式必须分别考虑，从而选择一种更为有效、并发症发生率更低的治疗手段。

微浸润型外阴癌（IA 期）推荐行局部广泛切除术，通常不需切除腹股沟淋巴结。

早期外阴癌肿瘤局限于外阴，经临床检查和超声或其他影像学检查评估排除淋巴结转移时视为早期外阴癌。

早期外阴癌治疗的金标准是局部广泛切除术。该术式在预防局部复发方面与广泛外阴切除术疗效相当，且大大降低了手术相关的性心理障碍。相关的癌前病变需行手术切除以排除其他部位的浸润癌。虽然必须保证 2 cm 的手术切缘以达到至少 8 mm 以上的病理阴性切缘（允许固定组织标本发生一定的缩水），但目前已确认了很多"复发"的外阴癌可能是来源于周边异常组织的新发肿瘤，而不是由手术切缘不足所导致。手术深部切缘必须达到泌尿生殖膈下方。如果病情需要，在预期不引起尿失禁的情况下可切除尿道远端 1 cm。对于大多数肿瘤患者来说，可以直接缝合关闭切口；但对于大面积缺损的创面和为了保留阴道功能的患者，必须考虑重建手术。重建手术通常需要皮瓣转移，最常用的3种皮瓣为V-Y皮瓣、菱形皮瓣和臀大肌肌皮瓣。

腹股沟区复发与较差的生存期有关，恰当的腹股沟淋巴结处理是降低早期外阴癌死亡率最重要的因素。目前标准的手术方式是原发病灶和淋巴结分别采用不同切口的"三切口"技术，伤口愈合效果更好。腹股沟淋巴结和股淋巴结都必须切除，因为单纯切除腹股沟淋巴结会导致腹股沟区较高的复发率。

所有IB期或Ⅱ期的外阴癌患者都需行腹股沟/股淋巴结切除术。单侧小病灶（病灶直径<4 cm及距外阴中线部位≥2 cm）且同侧淋巴结阴性患者出现对侧腹股沟区淋巴结转移发生率<1%，这些患者不需要切除对侧腹股沟/股淋巴结。肿瘤靠近（距离中线部位<2 cm）或跨越中线部位的患者，尤其是小阴唇上部受累及单侧巨大病灶（直径>4 cm）或单侧腹股沟淋巴结阳性的患者，推荐行双侧腹股沟/股淋巴结切除术。

前哨淋巴结技术在早期外阴癌患者中的应用逐渐增加，以避免在前哨淋巴结阴性患者中行系统性淋巴结切除术，从而降低系统性腹股沟/股淋巴结切除术导致的并发症发生率。

前哨淋巴结技术的应用指征包括：①局限于外阴的单发病灶；②肿瘤直径<4 cm；③肿瘤间质浸润超过1 mm；④临床检查未发现腹股沟区淋巴结肿大。

前哨淋巴结可以用放射性标记的锝和蓝色染料来识别。近年来，吲哚菁绿染料与近红外荧光技术相结合已作为前哨淋巴结检测的一种可选方案。若未显示同侧前哨淋巴结，需行同侧系统性腹股沟/股淋巴结切除术。检出同侧前哨淋巴结并且病理阳性，推荐行双侧的系统性腹股沟/股淋巴结切除术。

13. FIGO 强调放疗也是外阴癌的重要治疗手段

腹股沟淋巴结切除术时发现多个阳性淋巴结或大块型淋巴结转移患者，术后补充腹股沟区和盆腔淋巴结区放疗的疗效优于盆腔淋巴结切除术。腹股沟淋巴结转移患者术后接受腹股沟区辅助放疗也可改善生存期。

腹股沟淋巴结转移的数目及大小有重要的预后意义，是否存在包膜外扩散同样重要。若无淋巴结包膜外扩散，单一腹股沟小淋巴结转移的患者并不能从术后辅助放疗中获益，仅行腹股沟/股淋巴结切除术也有良好的预后。腹股沟淋巴结转移患者行盆腔和腹股沟区放疗的指征：①出现淋巴结包膜外扩散。②2 个或以上数目的腹股沟淋巴结阳性。前哨淋巴结活检且发现有 1 个或多个淋巴结转移的患者除了必须进行完整的腹股沟/股淋巴结切除术，若有指征还需行腹股沟区和盆腔淋巴结区放疗。对于外阴癌病灶直径≤4 cm 且前哨淋巴结转移直径≤2 mm 者，腹股沟区放疗是腹股沟/股淋巴结切除术的一种安全替代方案。

对于大多数病例，放疗部位应包括腹股沟/股淋巴结区，髂外及髂内淋巴结区。如有广泛或大块的腹股沟淋巴结受累或可疑的盆腔淋巴结转移，须扩大放疗野上界。有时近距离放疗可用于靠近该部位的原发肿瘤治疗。

放射治疗方式可根据患者的身体状况和病变范围选择［如 3D 适形/前—后轴/后—前轴（AP/PA）放射野，调强适形放射治疗（intensity-modu-lated radiation therapy，IMRT）］。为了确保足够的肿瘤覆盖野，在 3D 放射计划设计期间必须综合考虑临床检查结果、影像学发现（CT 或 MRI）及淋巴结大小等因素，以确定合适的靶区剂量。

常常将光量子和电子射线联合用于治疗区域淋巴结以免股骨头过量照射。治疗应包括全部浅层和深层的腹股沟淋巴结。对于体形偏瘦的患者，需避免高能光子束照射浅层腹股沟淋巴结射线不足的问题。选择电子射线时需注意股淋巴结区应保证足够的照射剂量。

近年来，在治疗外阴癌中，逐步应用 IMRT 或其他逆向设计计算系统，尽管这些技术有助于减少周边皮肤及软组织的急性放疗不良反应，但治疗方案的设计和剂量的计算均较复杂，无法预测的靶区剂量不足的意外发生率较高，故最好由具备相当专业能力的医师施行。

应根据原发病变和残余病灶的范围确定放疗剂量，对于腹股沟淋巴结切除后镜下发现的微小转移，总量 50 Gy，每次 1.8 ~ 2.0 Gy 的分割剂量基本足够。如果有多个淋巴结阳性或有包膜外扩散，则可给予高达 60 Gy 的剂量以减少肿瘤负荷。若有大块残余病灶，放疗照射剂量需要 60 ~ 70 Gy 以控制局部病变。

2015 年来自美国国家癌症数据库的一项分析报告显示，腹股沟淋巴结阳性的外阴癌患者行同步放化疗可得到最大获益。

14. 晚期外阴癌应先处理淋巴结，后处理外阴原发病灶

原发病灶范围超出外阴和（或）有大块腹股沟淋巴结阳性者视为晚期外阴癌。晚期外阴癌的处理较复杂，需要个体化及多学科综合治疗。

在确定总体治疗方案前，应先明确腹股沟淋巴结状态。当临床可疑腹股沟淋巴结受累时，应行淋巴结细针穿刺术（fine needle aspiration，FNA）或病理活检明确诊断，盆腔 CT、MRI 或 PET-CT 可能有助于判断腹股沟和盆腔淋巴结转移范围及有无出现远处转移。

如临床检查或影像学评估均未发现可疑淋巴结转移，则行双侧腹股沟/股淋巴结切除术，若术后以上淋巴结均阴性，则不需要行腹股沟及盆腔部位的辅助放疗。若术后病理提示淋巴结转移，则应参考早期病变的处理推荐行腹股沟及盆腔部位的辅助放疗。

如临床发现淋巴结转移，则应尽可能切除肿大的腹股沟及盆腔淋巴结，术后补充腹股沟和盆腔放疗。由于系统性腹股沟/股淋巴结切除术及术后腹股沟区放疗可导致严重的淋巴水肿，故应避免在这类患者中行该手术。

如果腹股沟淋巴结出现溃疡或固定，应先活检确诊后再行放疗加（或不加）化疗。若放疗后未达完全缓解，可在放疗结束后行腹股沟淋巴结切除。放疗前也可以采用顺铂或卡铂联合紫杉醇新辅助化疗以缩小淋巴结。

如果手术切除原发肿瘤可以达到切缘阴性，且不会损伤括约肌造成大小便失禁，那么手术是理想的治疗方案，这也有助于缓解肿瘤引起的局部疼痛及恶臭排液等症状。需要做外阴廓清及人工肛门或尿流改道的，或不适合手术的患者，放疗（和/不和同步化疗）将是更好的选择。放疗后，手术切除残余病灶也可改善患者的生存期，可进行根治性同步放化疗以治疗原发肿瘤及腹股沟和盆腔淋巴结转移。同步放化疗已被广泛应用于手术切除可能会损伤会阴中心结构（肛门、尿道）的大块病灶患者，已有治疗后达到长期完全缓解的报道。依据治疗前确定的腹股沟淋巴结状态来决定腹股沟和盆腔淋巴结是否需要一起放疗。

已有研究表明累及尿道和肛门的晚期外阴癌患者采用顺铂和5-氟尿嘧啶或其他药物进行新辅助化疗有助于保留肛门括约肌和（或）尿道。这一治疗方法需要进一步的临床研究。

如果腹股沟淋巴结阳性并有之前描述的其他放疗指征，则放疗照射野范围应该包括盆腔、腹股沟淋巴结及外阴原发部位。放疗总剂量至少为 50 Gy，且必须注意放射野应足够覆盖腹股沟淋巴结区域。

对大块病灶或特别高危区域，通常选择并置的电子野或适形外照射放疗以使表面和深层均达到足够的放射剂量。尽管目前研究中剂量与局部病变控制率之间的量效关系尚未明确，但大块外阴病灶可能需要 60 ~ 70 Gy 才能达到局部控制。

15. 手术切缘状态是影响预后的重要因素

外阴癌术后发生外阴局部复发与初次手术切缘密切相关。传统观念认为手术应保证 8 mm 以上的镜下病理无瘤切缘，以最大限度地降低局部复发率。

外阴癌局部复发有两种类型，一种位于原发部位；另一种位于外阴的不同部位。原发部位复发的中位无病间隔时间为 21 个月，与肿瘤距手术组织学切缘≤8 mm 相关。远处的外阴复发出现较晚，其中位无病间隔时间为 69 个月，常与萎缩性硬化性苔藓关系更密切。

由于绝大多数外阴鳞癌源于原病变为 HSIL、萎缩性硬化性苔藓及分化型 VSIL 的异常皮肤区域，且它们的复发特征性表现为局部复发，但部位距离原发灶较远，因此有人认为很多"复发"可能实际上是来源于"癌变区域"的第 2 个原发肿瘤，该区域具有易发生癌变基因变异的异型上皮。

病灶距离手术切缘过近（<5 mm）且切缘无法再切除的患者可从术后辅助放疗中获益。波士顿一项纳入 205 例外阴癌患者的

研究表明，外阴癌的最高复发风险与病灶距离手术切缘≤5 mm 有关，术后接受放疗总剂量≥56 Gy 者复发风险较接受总剂量≤ 50.4 Gy 者低。

切缘未净有时可采用近距离放射治疗，治疗时需注意避免皮肤坏死。另外，手术野也可以选择并置的电子野治疗或适形外照射放疗。

16. 外阴特殊类型肿瘤包括外阴黑色素瘤、前庭大腺癌和外阴佩吉特病

（1）外阴黑色素瘤

外阴黑色素瘤是外阴第 2 位常见的恶性肿瘤。以阴道前庭"Hart"线为界（图 6），"Hart"线外病变为皮肤型黑色素瘤，

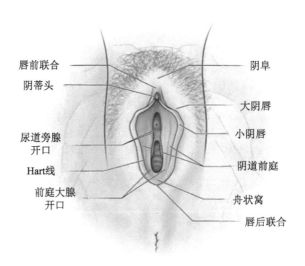

图6 Hart 线示意

"Hart" 线内为黏膜型黑色素瘤。发生于外阴和阴道的黏膜型黑色素瘤预后极差,5 年生存率仅为 15%,黏膜型黑色素瘤的病因及遗传学改变均与皮肤型黑色素瘤不同。外阴任何色素性病变都应该切除活检,除非发现很早且多年无变化。外阴恶性黑色素瘤大多数位于阴蒂或小阴唇。

外阴恶性黑色素瘤采用手术治疗,推荐行外阴局部广泛切除术,手术切缘距离病灶至少 1 cm。目前外阴恶性黑色素瘤的手术范围趋向更为保守,因为研究发现行外阴局部广泛切除与外阴广泛切除术的患者总生存期并无差别。

淋巴结切除的作用尚存争议,目前为止并未发现腹股沟淋巴结切除术可使患者的生存获益。恶性黑色素瘤手术组项目的一项前瞻性、多中心临床随机对照研究将中等浸润深度的黑色素瘤(深 1 ~ 4 mm)患者的治疗分为选择性淋巴结切除组和观察组,结果显示对于年龄 ≤60 岁、肿瘤浸润深度为 1 ~ 2 mm 且瘤体表面没有溃疡的患者而言,行选择性淋巴结切除术的生存率比观察组显著升高。关键是切除任何临床或影像学检查发现肿瘤转移的淋巴结。已有学者尝试在外阴恶性黑色素瘤患者中采用前哨淋巴结活检技术,尽管操作是可行的,但有研究报道该方法可导致 15% 的假阴性率。也有研究发现该技术可能增加局部复发风险,因此并非标准的手术操作。黑色素瘤的关键指南并不推荐在临床试验以外使用前哨淋巴结活检技术。

外阴恶性黑色素瘤患者推荐检测是否存在 *C-KIT* 和 *BRAF* 突变，这些靶点可能指导免疫治疗，如纳武单抗。

（2）前庭大腺癌

前庭大腺癌是罕见的外阴恶性肿瘤类型，约占外阴癌的 5%。未明确是否与高危型 HPV 感染相关。始发于前庭大腺的恶性肿瘤的组织类型可以是来源于导管的移行细胞或鳞状细胞，也可以是发生于腺体本身的腺癌。腺样囊性癌和腺鳞癌亦有报道。所有的前庭大腺鳞状细胞癌患者都有 HPV 感染、病理标本上 p16 弥漫强阳性高表达。该病通常是在持续性或复发的前庭大腺囊肿切除术后才确诊。

前庭大腺癌的有效治疗方式是广泛半外阴切除术和双侧腹股沟淋巴结切除术，但是多数病例在确诊时已经出现转移。由于肿瘤所处的解剖位置，深达坐骨直肠窝，很难达到足够的手术切缘，因此术后辅助放疗有助于降低局部复发。

对于腺样囊性癌，适宜施行外阴局部广泛切除术，切缘阳性或神经束膜浸润者推荐术后辅助放疗。

（3）外阴佩吉特病

乳房外佩吉特病很少见，可发生于外阴大汗腺。有以下 2 种类型：第 1 种是由外阴鳞状上皮内病变发展而来；第 2 种是由潜在的外阴腺癌浸润间质形成。后者可能继发于肛门直肠、泌尿道

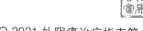

上皮或生殖道非皮肤癌（如来源于宫颈管或子宫内膜）。

该病好发于绝经后妇女。大多数患者主诉外阴瘙痒和外阴疼痛不适，体检时常呈湿疹样外观。该病一般经活检确诊，这也有助于与上皮内病变或浸润癌相鉴别。

上皮内佩吉特病需进行局部扩大切除术。由于组织学改变常超出临床可见的病变范围，通常手术切缘难以切净。该病术后复发率且手术并发症发生率较高，近期有进一步缩小上皮内病灶广泛切除范围的趋势。局部残留病变可待其出现症状或临床可见时再行手术切除。对于肿瘤侵犯或扩散到尿道或肛门的患者的治疗非常困难，可能需要激光治疗。另一种保守治疗方式是局部使用咪喹莫特。Cochrane 数据库的一项 Meta 分析显示外阴佩吉特病并没有"最佳"的治疗方式可选。

外阴佩吉特病合并腺癌，浸润的部分必须行局部广泛切除术，切缘至少离开病灶边缘 1 cm，须行腹股沟/股淋巴结切除术。术后放疗指征与鳞癌一致。患者必须在外阴专家门诊进行长期随访复查。

17. 2021 版 FIGO 指南主要有 4 个更新

（1）预防

近年来在年轻女性中生殖道 HPV 感染率明显增加，与 HPV 感染相关的外阴癌年轻患者数也呈增加趋势。降低 HPV 感染率成为预防外阴癌的一个策略。新版指南根据有限资料，推荐使用包含 HPV-16 型的宫颈癌预防性疫苗作为外阴癌一级预防。实际上，因为外阴癌的发病年龄一般较大，所以我们大力推广宫颈癌预防性疫苗的应用，既可在预防宫颈癌的同时，也起到了预防外阴鳞癌的效果。

（2）FIGO 新分期

新版指南引用了最新的 FIGO 2021 外阴癌分期，该分期系统基于当前最新、最全面的前瞻性研究资料，重新修订了外阴癌手术病理分期中各期别的定义，从最新的分期生存数据看来，新分期可以更好地提示预后，且简化了 FIGO 2009 分期中最为复杂、难懂的Ⅲ期，更加方便临床的应用。新旧分期相比，新分期更强调转移区域淋巴结的大小、是否有囊外扩散及溃疡形成，而不是单纯的转移淋巴结数目；原先列为ⅣA 期的上 2/3 尿道、上 2/3 阴道、膀胱黏膜及直肠黏膜转移，也被归入ⅢA 期，而病灶固定于骨质仍为ⅣA 期，表明病灶发生邻近器官蔓延扩散的预后要明显好于病灶的深层浸润，这也是因为前者可以通过扩大范围的根治性手术治疗达到阴性的手术切缘，而外阴解剖结构特殊，一旦出现深层浸润至骨质，通常无法保证浸润病灶的阴性切缘。

（3）手术治疗

局部广泛切除术和三切口技术仍然是外阴鳞癌的标准术式。

足够的手术阴性切缘是减少复发的关键。尽管放疗、化疗和靶向治疗在外阴癌治疗中取得了一些进展，对于早期和局部晚期外阴癌来说，手术仍然是外阴癌的主要治疗方法。对于局部晚期外阴癌的治疗，FIGO 和 NCCN 指南的推荐有所不同。NCCN 指南更倾向于外阴和腹股沟区均采用放疗。FIGO 指南则认为只要能达到切缘阴性，在不影响尿道和肛门功能、不会造成尿失禁和大便失禁、不需要改道的前提下，手术仍然是首选，术后再配合放疗和系统治疗。指南中也提到了外阴重建常用的 3 种皮瓣转移方法，对临床具有较大的指导作用。

在淋巴结切除中有几点更新：①强调了股淋巴结切除。系统性腹股沟/股淋巴结切除术包含了 2 个部分的淋巴结，腹股沟淋巴结切除术也称腹股沟浅淋巴结切除术，切除范围的底部为筋膜层。股淋巴结切除术是指腹股沟深淋巴结切除术，需切开筋膜层，暴露股动静、股静脉，将股动静、股静脉周围的淋巴结切除。指南认为股淋巴结切除可减少术后腹股沟淋巴结复发率。但据笔者经验，若腹股沟浅淋巴结阴性，则极少发生跳跃转移至腹股沟深淋巴结。所以，对于腹股沟浅淋巴结阴性的患者，进一步切除股淋巴结似无必要。若切除腹股沟浅淋巴结后经病理证实有转移，则已有术后腹股沟区补充放疗指征。若术中探查腹股沟深淋巴结无增大，那么切除这些小淋巴结意义也不大。因为即使有微小镜下转移，术后放疗也可解决。②推荐前哨淋巴结技术并予细化。

③首次推荐切除增大的盆腔淋巴结。既往外阴癌手术一般不同时行盆腔淋巴结切除术，因为之前技术不熟练、切口大、手术时间很长，外阴局部广泛切除术和腹股沟淋巴结切除术就已经花了很多时间，再加上盆腔淋巴结切除手术时间过长，切口愈合不良的发生率更高。随着手术技术的进步、操作的熟练和手术时间的缩短，如果需要在外阴局部广泛切除术和腹股沟淋巴结切除术的同时切除盆腔淋巴结，可将腹股沟淋巴结切除术的切口改为纵切口，在切除腹股沟淋巴结之后，向上延长切口，从腹膜外入路即可用同一切口切除盆腔淋巴结，也可采用腹腔镜入路。技术的改进大大缩短了手术时间，使外阴癌手术同时切除盆腔淋巴结变为可能，同时也提高了手术切口的一期愈合率。

（4）靶向治疗

不同于 NCCN 外阴癌指南，FIGO 2021 外阴癌指南中重点关注表皮生长因子受体抑制剂埃罗替尼，这一酪氨酸激酶抑制剂目前在我国获批的适应证是晚期非小细胞肺癌既往化疗失败后的三线治疗。2012 年发表的这项 Ⅱ 期临床研究显示，接受埃罗替尼治疗的外阴癌患者最好的治疗效果是部分缓解（27.5%），另外，有高达 40% 的患者是疾病稳定状态，且疾病控制的持续时间较短，平均 3 个月后出现进展，研究者分析可能是由于既往的治疗导致对埃罗替尼的应答效果下降。埃罗替尼用药的分子标志物包括 EGFR 的表达（免疫组织化学检测）、*EGFR* 基因拷贝数（荧光

原位杂交）、*EGFR* 突变或 *KRAS* 突变，研究发现高 *EGFR* 基因拷贝数与对该抑制剂良好应答效率有关。PD-1 抑制剂的应用指征和宫颈癌相同，用于 PD-L1 阳性，dMMR/MSI-H 和 TMB-H 患者。晚期、复发外阴癌也是抗血管生成药物的适应证。

NCCN 2024 外阴鳞癌临床实践指南简介

18. 最初 NCCN 指南仅限于外阴鳞状细胞癌

NCCN 自从 2016 年公布第 1 版外阴癌指南以来，每年都进行了更新，最新版为 2024 版。NCCN 是以证据为基础的指南，外阴癌因为发病率低，病例数少，难以开展前瞻性临床研究，所以可获得的高质量证据极少。罕见病理类型的外阴恶性肿瘤证据更少，故最初 NCCN 外阴癌指南仅包括最多见的外阴癌病理类型即鳞状细胞癌（简称鳞癌），不包括其他罕见病理类型。直到 2023 版才增加外阴黑色素瘤的内容。其他罕见病理类型的外阴恶性肿瘤的处理可参阅 FIGO 指南。

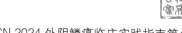

19. NCCN 指南将患者分为 3 种情况分别处理

治疗前可大致分为以下 3 种情况：①早期肿瘤：即 FIGO I 期和经选择的 II 期（指肿瘤 ≤4 cm，无侵犯尿道、阴道或肛门）。②局部晚期肿瘤：需切除近端尿道/膀胱/肛门才可切除的病变及存在无法切除的淋巴结。③晚期肿瘤：肿瘤转移超出盆腔，即任何期别的 T，任何期别的 N 和超出盆腔的 M1 期病变。

20. NCCN 指南推荐早期肿瘤治疗以手术为主

早期肿瘤应先行病灶活检。病变浸润深度 ≤1 mm，行单纯部分外阴切除术（simple partial vulvectomy）。术后病理证实病灶浸润深度 ≤1 mm，随访。病灶浸润深度 >1 mm，需补充手术。I B 期病灶浸润深度 >1 mm 或选择性 II 期，根据病灶位置决定术式：①单侧病变（病灶距外阴中线 ≥2 cm），行根治性部分外阴切除术（radical partial vulvectomy）＋单侧腹股沟/股淋巴结评估（前哨淋巴结活检术或单侧腹股沟/股淋巴结切除术）。②中线部位病变（前部或后部），行根治性部分外阴切除术＋双侧腹股沟/股淋巴结评估（前哨淋巴结活检术或双侧腹股沟/股淋巴结切除术），术后均根据原发灶及淋巴结的病理结果决定辅助治疗。

早期肿瘤手术后的辅助治疗需根据原发灶及淋巴结状态而定。对于原发灶而言，初始治疗后的高危因素包括手术切缘阳性、淋巴脉管间隙浸润、切缘邻近肿瘤、肿瘤大小、浸润深度、浸润方式（跳跃性或弥漫性），其中外阴手术切缘阳性是术后复发的重要预测因素。若手术切缘阴性，术后可随访或根据有无其他高危因素行辅助外照射放疗；若手术切缘阳性，可考虑再次手术切除至切缘阴性，术后随访或根据有无其他高危因素行辅助外照射放疗。外阴切缘阳性无法再次手术切除或再次手术切缘仍为阳性者，需辅助外照射放疗。

对于淋巴结状态而言，分为以下 3 种情况：①淋巴结阴性（前哨淋巴结或腹股沟/股淋巴结），术后可随访观察。②前哨淋巴结阳性，需根据阳性淋巴结大小决定后续处理，如为单个直径 ≤2 mm 的前哨淋巴结转移，行外照射放疗 ± 同期化疗；如直径超过 2 mm，可考虑先行系统性腹股沟/股淋巴结切除术（优先推荐），术后行外照射放疗（对于≥2 个淋巴结阳性或淋巴结囊外扩散者，选择放疗为 1 级证据） ± 同期化疗，也可直接行外照射放疗 ± 同期化疗。③腹股沟/股淋巴结切除术后发现淋巴结阳性，建议外照射放疗 ± 同期化疗（对于≥2 个淋巴结阳性或淋巴结囊外扩散者，选择放疗为 1 级证据）。

21. NCCN 指南推荐局部晚期肿瘤手术结合放疗

局部晚期肿瘤指需切除近端尿道/膀胱/肛门才可切除的病变。腹股沟淋巴结和外阴病灶应分步处理。先做相关影像学检查。

（1）影像学检查未发现可疑淋巴结，先行腹股沟/股淋巴结切除术。若术后病理发现淋巴结阳性，行外阴原发灶/腹股沟股

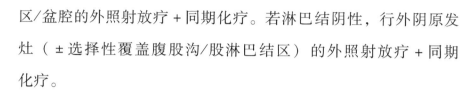

区/盆腔的外照射放疗＋同期化疗。若淋巴结阴性，行外阴原发灶（±选择性覆盖腹股沟/股淋巴结区）的外照射放疗＋同期化疗。

（2）如影像学检查发现可疑淋巴结（包括局限于盆腔的 M1 期淋巴结转移），可选择：①不做腹股沟/股淋巴结切除术，可考虑对增大的淋巴结进行细针穿刺活检，确认转移后行外阴原发灶/腹股沟股淋巴结区/盆腔的外照射放疗＋同期化疗。②行腹股沟/股淋巴结切除术。若术后病理发现淋巴结阳性，行外阴原发灶/腹股沟股淋巴结区/盆腔的外照射放疗＋同期化疗。若淋巴结阴性，行外阴原发灶（±选择性覆盖腹股沟/股淋巴结区）的外照射放疗＋同期化疗。

无论原发肿瘤期别，若有无法切除的淋巴结，应先行影像学检查以评估疾病扩散范围，对肿大淋巴结可考虑行细针穿刺活检，诊断明确后行外阴原发灶/腹股沟股淋巴结区/盆腔的外照射放疗＋同期化疗。

22. NCCN 指南推荐晚期肿瘤、转移肿瘤行姑息、对症及支持治疗

晚期肿瘤指转移超出盆腔（任何期别 T，任何期别 N 和超出盆腔的 M1 期病变），可考虑局部控制或姑息性外照射放疗和（或）全身治疗，或者采用最佳支持治疗。

23. 外阴癌腹股沟区前哨淋巴结活检技术应用比较成熟，NCCN 指南推荐了应用原则

腹股沟/股淋巴结切除术后并发症发生率较高，20%～40% 的患者存在伤口并发症，30%～70% 的患者出现淋巴水肿。越来越多的证据表明，对部分外阴鳞癌患者而言，腹股沟股淋巴结区前哨淋巴结活检术可代替系统性淋巴结切除术。前哨淋巴结活检术可在不遗漏淋巴结转移灶的同时降低术后并发症的发生率。前瞻性研究已在外阴鳞癌患者中证实了前哨淋巴结活检术的可行性、安全性、准确性及腹股沟区淋巴结低复发率。

前哨淋巴结活检术适用于临床和（或）影像学检查均未发现腹股沟区淋巴结转移、直径 < 4 cm 的单发外阴病灶患者。前哨淋巴结活检应由有丰富前哨淋巴结显像操作经验的术者施行，可提高前哨淋巴结的检出率。使用放射性胶体及染料可提高前哨淋巴结检出敏感性。最常用的放射性胶体是 $^{99m}T_c$，通常在外阴切除术及淋巴结切除术前 2～4 h 注射。术前的淋巴显像有助于前哨淋巴结的定位。最常用的染料是 1% 的异硫蓝，在肿瘤周围的 2、5、7 及 10 点位方向皮内注入 4 mL 染料。推荐在外阴病灶切除前行前哨淋巴结显像，以免影响外阴原发灶与腹股沟淋巴结间的淋巴交通网络。另外，异硫蓝染料仅在外阴原发灶相关的第 1 组淋巴结中短暂显示（时间为 30～60 min）。为了明确腹股沟淋巴结切除的位置及范围，推荐淋巴结切除术前应用伽马探测仪在

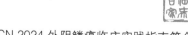

腹股沟/股淋巴结区探测注入的放射性胶体。若一侧的前哨淋巴结无法检出，则行该侧的系统性腹股沟/股淋巴结切除术。若前哨淋巴结中发现直径 > 2 mm 的转移灶，推荐完成系统性腹股沟/股淋巴结切除术。若单侧前哨淋巴结阳性，需手术评估对侧腹股沟/股淋巴结和（或）辅助外照射放疗。对前哨淋巴结行选择性冰冻切片检查，有助于术中判断是否需行系统性单侧或双侧腹股沟/股淋巴结切除术。

24. NCCN 指南更加重视放射治疗在外阴癌的应用

肿瘤靶向放疗是针对已知或可疑肿瘤侵犯部位的放疗。肿瘤靶向外照射放疗（EBRT）的照射区域是外阴和（或）腹股沟/股淋巴结、髂外及髂内淋巴结区。后装放疗有时可用于治疗原发病灶。需结合临床检查及影像学结果以确保足够的肿瘤覆盖区域及合适的淋巴结靶区。对于大块肿瘤患者，靶区设计需保证覆盖肿瘤周边组织。少部分患者只需治疗表浅外阴病灶，可使用浅层电子束照射。已报道的放疗技术有很多种。近期一项国际性研究已发表了如何更好地规范放疗适应证及放疗技术的建议。绝大多数患者会出现程度不一的急性放疗不良反应（如腹泻、膀胱刺激征、疲乏、皮肤黏膜反应），且可能随着同期化疗进一步加重症状。这些毒性反应必须积极处理（如局部皮肤护理、用药缓解症状），以尽量避免中断治疗。急性反应可在放疗结束后数周逐渐缓解。术后辅助治疗需尽快开始，最好在术后 6 ~ 8 周进行。

同期放化疗后应评估治疗效果。原发灶及淋巴结区无残余病灶时，可考虑治疗结束 3 个月后行瘤床的组织活检以便病理学上确认完全缓解。活检结果阴性者定期随访；活检结果阳性者再行手术切除，切除术后能达到切缘阴性者随访，切缘仍阳性者可考虑辅加手术（对某些中央型复发患者可考虑盆腔廓清术）、外照射放疗和（或）全身系统治疗或最佳支持治疗。原发灶和（或）淋巴结区有残余病灶，可手术者再次手术切除。术后切缘阴性者随访，切缘阳性者可考虑再次手术（对某些中央型复发患者可考虑盆腔廓清术）、外照射放疗和（或）全身系统治疗或最佳支持治疗；无法再次手术者，可考虑加外照射放疗和（或）全身系统治疗或最佳支持治疗。

25. NCCN 指南推荐的全身治疗方法包括化疗、抗血管生成药物和免疫、靶向治疗

同期放化疗中化疗药物首选顺铂单药，其他可选方案包括 5-氟尿嘧啶 + 顺铂及 5-氟尿嘧啶 + 丝裂霉素 C。晚期、复发及转移灶的化疗方案首选顺铂单药、卡铂单药、顺铂/紫杉醇、卡铂/紫杉醇、顺铂/紫杉醇/贝伐珠单抗，其他可选方案有紫杉醇单药、顺铂/长春瑞滨、埃罗替尼（Erlotinib）（2B 级证据）、顺铂/吉西他滨（2B 级证据）及卡铂/紫杉醇/贝伐珠单抗（2B 级证据）。

以肿瘤标志物为导向的二线全身治疗方案无首选推荐方案，

仅在某些情况下可用帕博利珠单抗：存在 TMB-H（高肿瘤突变负荷）、PD-L1 阳性或 MSI-H/dMMR 肿瘤。纳武单抗：与 HPV 相关的晚期或复发/转移性外阴癌。拉罗替尼或恩曲替尼：存在 *NTRK*（神经营养性原肌球蛋白受体激酶）基因融合阳性肿瘤（证据等级为 2B 级）。

国际指南之我见

26. 直到 2016 年，NCCN 才首次公布外阴癌指南，相对 FIGO 指南来讲还比较粗糙

NCCN 制定的指南包括全身各系统肿瘤的诊治指南。在女性生殖系统中，原来 NCCN 仅有的宫颈癌、卵巢癌和子宫肿瘤指南已为人们所熟知，这 3 个指南经过多次更新，已比较完善，对相关肿瘤的临床诊治起到了很大的指导作用。

外阴癌指南是 NCCN 2016 年首次公布的指南，尽管每年均进行更新，但每次更新内容均很少。相对来讲还比较粗糙。该指南只针对鳞癌、腺癌和外阴黑色素瘤。

FIGO 则从 2000 年就开始制定了包括外阴癌在内的各种妇科恶性肿瘤诊治指南，这些指南经过多次修订，至 2021 年底已公布了第 7 版，内容全面，比较完善。

27. 手术治疗趋势是在保证治疗效果的前提下，尽可能缩小手术范围

外阴癌病例较少，分散治疗难以积累诊疗经验，晚期及复发外阴癌的治疗需要多学科参与，如妇科、放疗、化疗、泌尿、肛肠、整形等学科协同配合，将病例集中到有条件的综合性大医院诊治更为妥当。

近年来，人们越来越重视外阴的美观和邻近器官功能的保留及尽量减少术后对性功能的影响，外阴癌总的手术治疗趋势是在保证治疗效果的前提下，尽可能缩小手术范围。单切口术式（图7、图8）因手术并发症多、伤口裂开率高，现已基本不采用。而三切口技术则被越来越多的医师所接受（图9）。腹股沟/股淋巴结切除术的手术切口和切除范围目前已比较规范和明确，可采用腹股沟区的直切口和横切口，采用平行于腹股沟韧带下 1～2 cm 的横直线切口更有利于术后伤口的愈合（图9C）。

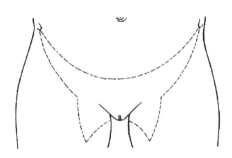

图7　单切口术式 Butterfly（蝴蝶形）切口

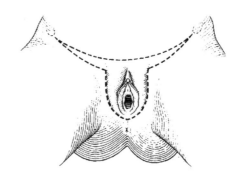

图8 单切口术式 longhorn（长牛角形）切口

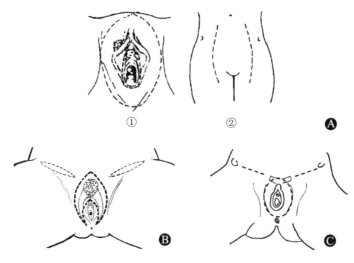

A①：外阴切口；A②：腹股沟切口。

图9 三切口术式

28. 局部广泛切除术是目前外阴癌切除外阴病灶的最基本术式

由于语言差异、对手术解剖的理解不同和对外阴癌保守手术方式缺乏共识，切除外阴病灶的术式命名相当混乱。在不同的著作和文献（包括 NCCN 指南）中，出现了 wide local excision（局部扩大切除术）、local radical excision（局部广泛切除术）、radical wide excision（扩大广泛切除术）、modified vulvectomy（改良外阴切除术）、modified radical vulvectomy（改良外阴广泛切除术）、radical hemivulvectomy（半外阴广泛切除术）、radical vulvectomy（广泛外阴切除术）、ultraradical surgery（超广泛手术）等众多名称，但每个名称并没有明确的定义和切除范围，往往使读者无所适从。

实际上，不论采用什么手术术式，外阴切除深度是一致的，即外阴的切除深度均需达到泌尿生殖膈。不同术式的区别只在于外阴皮肤切除宽度的不同。尽管术式众多，但外阴局部广泛切除术（图10）和三切口外阴局部广泛切除术（图11C）是具有代表性的两个术式。前者适用于早期的局灶性病变，保证手术切缘达1～2 cm，可能需要或不需要同时行腹股沟/股淋巴结切除术；后者适用于局部晚期病变，除了广泛外阴切除外，还包括了腹股沟/股淋巴结切除术。

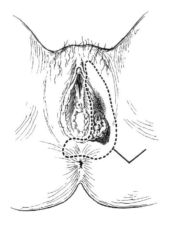

图10 外阴局部广泛切除术

临床上，用什么术式名称并不重要，重要的是保证足够的手术切缘。手术切缘的宽窄是影响外阴局部复发的最重要因素，切缘＜8 mm 者复发率明显升高。为达到镜下切缘超过 8 mm 的要求，推荐大体的手术切缘距肿瘤边缘达 2 cm 才比较保险。为了尽量减少手术对外阴外观的影响，在保证 2 cm 以上切缘的前提下，一侧病灶不需切除对侧外阴，下部病灶可以保留阴蒂，上部病灶可以保留会阴后联合。因此，局部广泛切除术是目前外阴癌切除外阴病灶的最基本术式，该术式在预防局部复发方面与广泛外阴切除术同样有效（图 11）。

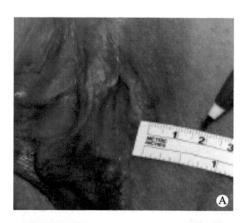
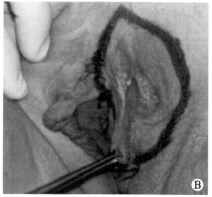
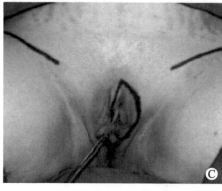

图 11　三切口外阴局部广泛切除术和腹股沟淋巴结切除术

（彩图见彩插 1）

原来 NCCN 和 FIGO 中对中线部位病灶的定义不一样，NCCN 指南中肿瘤离中线部位≥2 cm 才不认为是中线部位肿瘤，而 FIGO 指南的标准是 1 cm。现在 2 个指南已经一致规定为 2 cm。位于中线部位的肿瘤如果有切除淋巴结的指征，必须切除双侧腹股沟/股淋巴结。

29. NCCN 指南最值得商榷的推荐是对局部晚期肿瘤外阴原发病灶的处理

NCCN 指南推荐先切除腹股沟/股淋巴结，如淋巴结阴性，对外阴原发灶行同期放化疗；如淋巴结阳性，则同时对腹股沟区淋巴结和外阴病灶进行同期放化疗，没有将切除外阴原发灶作为初始治疗手段。

在 FIGO 指南中，对腹股沟淋巴结的处理推荐和 NCCN 是一样的，但对外阴原发病灶却主要推荐手术切除；只是对不适宜手术治疗的患者，才推荐同期放化疗治疗原发肿瘤及腹股沟淋巴结和盆腔淋巴结。FIGO 指南提出，如果手术切除原发肿瘤可以达到切缘阴性、不会损伤括约肌造成大小便失禁，则手术是理想的治疗方案。如果手术需要做人工肛门/尿流改道，则最好先行放疗再手术以缩小手术范围，进行肿瘤瘤床切除/可见残余病灶切除。

当然，FIGO 也提到同期放化疗已被广泛应用于手术切除可能会损伤会阴中心结构的大块病灶的患者，已有放化疗后无须手术达到完全缓解的相关报道，依据治疗前确定的腹股沟淋巴结状态来决定腹股沟淋巴结和盆腔淋巴结是否需要一起放疗。对于这个问题，我们比较赞同 FIGO 的观点。对于外阴巨块原发灶，普通外照射放疗要达到放疗的治疗量往往会导致周围皮肤的不可逆损伤甚至坏死，尽管可以采用插植放疗等手段杀灭肿瘤，使肿瘤消退，但总不如切除病灶来得直接。故能手术切除者还是应该尽量手术切除，术后再配合放疗及化疗。

类似于乳腺癌，外阴癌的前哨淋巴结活检技术比较成熟和完善。系统性腹股沟/股淋巴结切除加术后放疗往往引起严重的下肢和外阴淋巴水肿，而且多数是不可逆的，应用前哨淋巴结活检技术可减轻这些并发症，故值得推广应用。

30. CACA 指南吸纳了 FIGO 和 NCCN 指南的精华，增加了中医和康复治疗内容

中国抗癌协会（China Anti-cancer Association，CACA）于 2022 年推出了"中国肿瘤整合诊治指南"。该指南包含了全身各器官、各系统肿瘤总共 53 个肿瘤诊治指南。由笔者主编的《外阴恶性肿瘤诊断和治疗指南（2021 年版）》采纳了 FIGO 和 NCCN 指南的精华，同时吸收了最新国际研究成果，结合中国经验技术，增加了中医中药治疗和康复治疗内容，涵盖了预防、筛查、诊断、治疗和康复 5 个方面的内容，是一部符合中国国情、比较全面的外阴恶性肿瘤诊治指南。

手术方法技巧之我见

31. 大字形体位可满足同时切除腹股沟淋巴结和外阴病灶的需要

若需要切除腹股沟区淋巴结，外阴癌手术建议采用大字形体位（图 12），切除范围在外阴病灶以外 2 ~ 3 cm。先用笔进行标记，在病灶外侧 2 cm 的位置画一个手术切口，标记外阴病灶切除

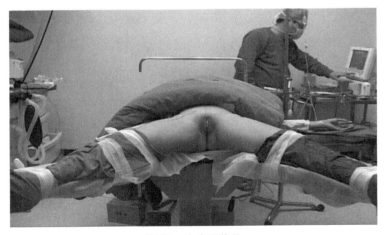

图 12　大字形体位

（彩图见彩插 2）

范围。两侧腹股沟切口采用横切口。做好标记后进行外阴、腹部和大腿消毒，同时消毒阴道。铺巾后开始手术时，为了遵循无瘤原则，在切开切口前先用纱布把癌灶盖起来并进行缝合，缝合时需注意将标记线留出来，手术时就不会因为纱布遮挡标记线而影响到外阴的切口下刀位置。

32. 腹股沟区皮下分层非常重要

进行腹股沟淋巴结切除时，在腹股沟韧带下 0.5 cm 处做横切口，切口不需要太大，6 cm 左右即可。此处皮下脂肪分浅层和深层，术中需辨认白色的两层分界线，将浅层组织全部保留，切除深层全部淋巴脂肪组织。分层的目的是避免皮瓣下方如锯齿状参差不齐，减少术后伤口坏死。

33. 手术顺序是先切除腹股沟淋巴结后切除外阴病灶

腹股沟淋巴结切除采用横直线切口，上界为腹股沟韧带上 2 cm，外界的解剖标志是髂前上棘，内界的解剖标志是耻骨结节，下界为股三角下缘。切除此范围内筋膜前所有的淋巴脂肪组织为腹股沟区浅淋巴结切除。切除边界确定后，从内向外、从四周向中间分离，最后分离到股动脉和股静脉表面的位置，整块切除腹股沟浅淋巴结。若需切除腹股沟深淋巴结（也称股淋巴结），则需沿股动脉纵行切开筋膜层，暴露股动脉和股静脉，切除血管周围的脂肪淋巴组织。

做完腹股沟淋巴结切除以后，开始做外阴病灶切除。按照术前标记的切口线来切除外阴病灶。外阴部位皮下同样分浅层和深层，外阴病灶的切除需向皮下做潜行分离，保留浅层全层，切除深层组织至深筋膜。可将皮下与腹股沟切口两侧贯通，也可留一层薄薄的组织，将腹股沟切口和外阴切口隔开，避免术后腹股沟区淋巴液流到外阴切口，影响外阴伤口愈合。

34. 保留大隐静脉可减轻术后下肢水肿

手术时最好保留大隐静脉主干（图 13），以减轻手术后下肢水肿程度。在股三角区域大隐静脉多数有两根粗大的血管，一根是主干，一根是分支，还有 4~5 支小分支。在大隐静脉前方的分支可切断结扎，侧方和后方分支尽量保留。

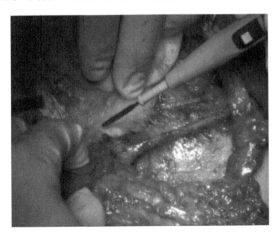

图 13　保留大隐静脉

（彩图见彩插 3）

35. 切除外阴病灶时尽量避免损伤尿道和直肠

切除阴蒂部位附近的病灶时需注意避免损伤尿道。术中可插入导尿管作为指引，通过触摸导尿管的位置来避开尿道，这样可以避免盲目地把尿道切断。

切除直肠附近的病灶时可将手指放在直肠中做指引，避免损伤直肠。

36. 缝合外阴切口时尽量减少张力，腹股沟区术后放置引流管

外阴病灶整块全部切除后，需要更换手套后再进行缝合。在腹股沟位置放引流管，缝合时需过底缝合，注意避免针扎到股动脉和股静脉。缝合外阴时，因为外阴的切口有张力，缝合时需进行良好的设计，尽量减少缝合以后皮肤的张力。

术后创面可不加压包扎，用凡士林油纱布覆盖伤口，然后用皮肤敷贴封闭，手术后腹股沟区进行持续负压引流。

手术技巧创新

37. 大字形体位

相比流行的截石位，大字形体位可以同时满足腹股沟淋巴结切除和外阴病灶切除的需要，无须手术中途变换体位。

38. 三切口腹股沟横直线切口技术

采用三切口腹股沟横直线切口技术（图 14），在腹股沟韧带下 1 cm 处取长约 6 cm 横直线切口，保留皮下脂肪组织浅层全层，将深层脂肪淋巴组织全部切除。腹股沟切口和外阴切口皮下贯通，可将腹股沟和外阴之间的淋巴引流经过的组织清除干净，并有利于皮瓣的移位，在缝合外阴时减少外阴切口的张力。保留大隐静脉，可减轻下肢水肿的程度。

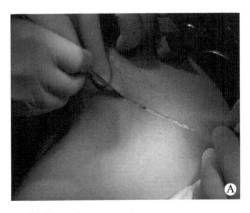
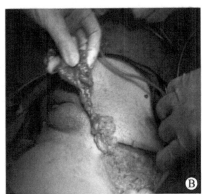
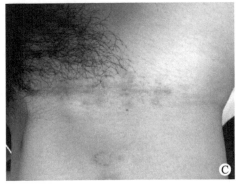

A：术前；B：术中；C：术后。

图 14　腹股沟横直线切口

（彩图见彩插 4）

39. 外阴切口上窄下宽

外阴病灶切除一般采用局部广泛切除术式，切口距离肿瘤边缘 2～3 cm，皮下潜行分离，形成上窄下宽标本，既利于皮肤愈合，又能达到足够的手术阴性切缘，减少术后肿瘤复发（图 15）。

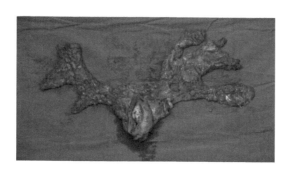

图 15　上窄下宽标本
（彩图见彩插 5）

40. 过底缝合、负压引流

外阴和腹股沟区重建缝合时均采用过底缝合的方式，缝合时注意尽量减少切口的张力。

腹股沟部位引流采用持续负压引流的方法，术后不需要加压包扎，在腹股沟区放置沙袋压迫即可。

41. 可通过腹膜外或腹腔镜切除增大的盆腔淋巴结

无论是 FIGO 指南还是 NCCN 指南，对于盆腔淋巴结的处理均推荐术后补充盆腔外照射放疗。实际上，若术前影像学发现明显增大的盆腔淋巴结，若术中同时予以切除，可以行病理检查明确是否存在淋巴结转移。切除增大转移淋巴结后再补充放疗，可以减少放疗剂量。以前因为手术经验少、技术不熟练，切除盆腔淋巴结需增加不少手术时间和难度。随着腹腔镜技术的提高，还有腹膜外淋巴结切除术技术的掌握，切除盆腔淋巴结从技术层面已无难度。因此，可以选择合适的患者进行盆腔淋巴结切除术。如果采用腹膜外路径，腹股沟切口需改为通过腹股沟韧带中点的纵切口，切除腹股沟淋巴结后将切口向头侧延长，就可通过腹膜外途径切除盆腔淋巴结。

外阴癌随访

42. 体格检查和细胞学、HPV 检查是主要的随访项目

外阴癌患者经初始治疗后每 3~6 个月随访 1 次，持续 2 年，2 年后每 6~12 个月随访 1 次，持续 3~5 年。然后根据患者疾病复发风险每年检查 1 次。

检查项目包括详细病史询问、体格检查、宫颈/阴道细胞学筛查和 HPV 检测。根据疑似复发的症状或检查结果进行影像学检查。同时进行实验室评估，如血常规、肝肾功能等。

对有潜在复发和外阴萎缩症状的患者进行健康宣教，包括定期自我检查、正确的生活方式、肥胖控制、规律运动、性健康（包括阴道扩张器和润滑剂/保湿剂的使用）、戒烟、营养咨询及治疗的潜在长期和后期影响。

复发外阴癌的治疗

43. 复发外阴癌的治疗需多学科参与

临床怀疑复发外阴癌时，需进行影像学检查了解转移灶情况，建议行病理活检以确诊远处转移。复发分局部复发和远处转移，治疗可分为以下 2 种情况：①局限于外阴的临床复发；②淋巴结复发/远处转移。

（1）局限于外阴的临床复发（淋巴结阴性）

1）无放疗史者，可选择：①根治性部分或全外阴切除病灶±单侧或双侧腹股沟/股淋巴结切除术（既往未切除淋巴结者），若术后切缘、淋巴结影像学、病理及临床检查均阴性，可随访观察或外照射放疗；若切缘阳性，但淋巴结影像学、病理及临床检查均阴性，可再次手术切除，或外照射放疗±后装放疗±同期化疗（支持同期化疗的证据等级为 2B 级）；若切缘阴性，淋巴结阳性，术后行外照射放疗±同期化疗；若切缘及淋巴结均阳性，术后行外照射放疗±后装放疗±同期化疗±再次手术切除。②外照射放疗±后装放疗±同期化疗后病变完全缓解者定期随访；仍残留明显的外阴病灶者再次手术切除，术后定期复查。

2）有放疗史者，行根治性部分或全外阴切除术，术后定期随访。

（2）淋巴结复发/远处转移

1）孤立的淋巴结或盆腔复发：既往未接受外照射放疗者可切除阳性淋巴结，术后辅助外照射放疗±同期化疗。既往有放疗史者，合适的病例可考虑手术切除，术后化疗；或直接化疗或选择最佳支持治疗。

2）多发盆腔淋巴结转移或远处转移或既往曾接受盆腔放疗：行全身化疗和（或）外照射放疗，或最佳支持治疗。

44. 二次或多次复发后手术通常需要皮瓣移植

对复发外阴癌的患者进行二次或多次切除术，往往因为外阴切除范围太大，初次手术/放疗后形成的外阴瘢痕及血供不良，皮肤张力大不易拉伸，容易形成再次手术后切口愈合不良，往往需要在切除后行外阴皮瓣转移/植皮，或利用手术术野附近的组织（如大腿、腹部皮肤）转移覆盖手术创面，所以整形科的支持至关重要。

一例复发外阴癌患者利用阴道前壁覆盖尿道周围创面，术后恢复好，不影响排尿功能（图16）。

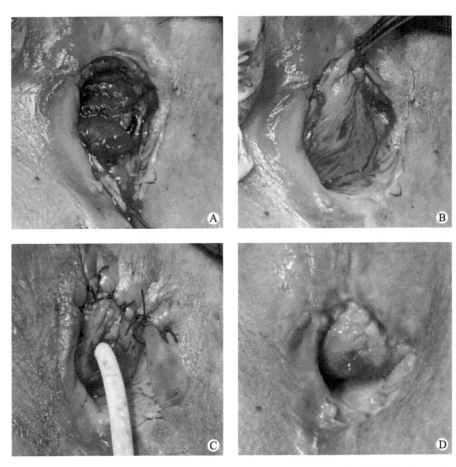

A：复发部位在尿道口周围，切除部分尿道和尿道周围组织；B：分离阴道前壁上提；C：缝合切口边缘，并在尿道位置打洞开口形成新的尿道口；D：术后恢复情况，不影响排尿功能。

图16　利用阴道前壁覆盖尿道周围创面

（彩图见彩插6）

　　一例复发部位在会阴后联合的患者，切除外阴复发病灶后皮肤缺损较大，直接缝合张力大，采用皮瓣移位的方法减少缝合切口张力（图17）。

　　一例复发部位在阴蒂附近的患者，切除病灶后创面较大，采用皮瓣转移的方法，修补缺损创面（图18）。

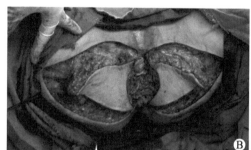

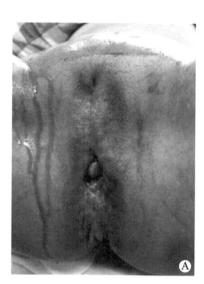

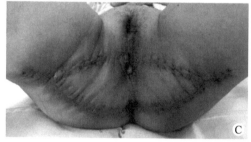

A：复发部位在会阴后联合；B：切除外阴复发病灶后皮肤缺损较大；C：采用皮瓣移位方法缝合。

图17　切除位于会阴后联合的复发病灶后皮瓣移位

（彩图见彩插7，梁伟强教授提供）

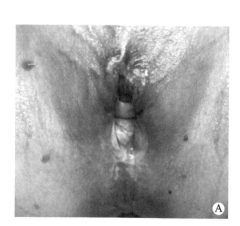

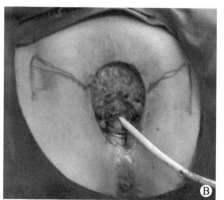

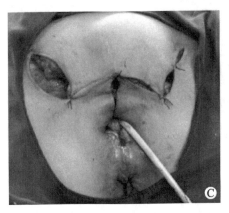
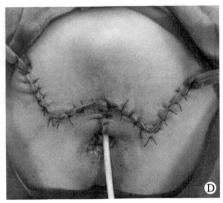

A：复发部位在阴蒂附近；B：切除复发病灶；C：采用皮瓣移位的方法；D：修补缺损创面。

图 18 复发部位在阴蒂附近的皮瓣移位

（彩图见彩插 8，梁伟强教授提供）

一例复发部位在阴阜的患者，切除病灶后，采用皮瓣移位的方法，修复缺损创面（图 19）。

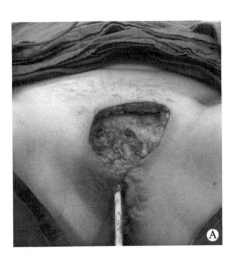
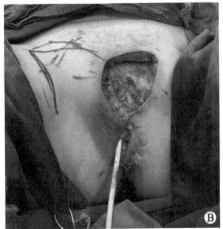

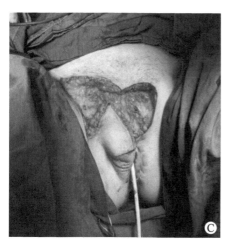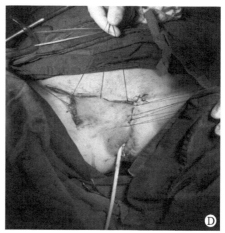

A：复发部位在阴阜；B：切除复发病灶；C：采用皮瓣移位的方法；D：修复缺损创面。

图19　复发部位在阴阜的皮瓣移位

（彩图见彩插9，梁伟强教授提供）

一例手术经放疗后反复病发患者利用带蒂皮瓣转移修复外阴创面，形成新的尿道口和阴道口（图20）。

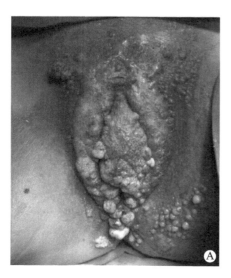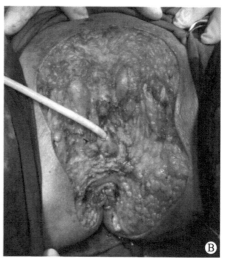

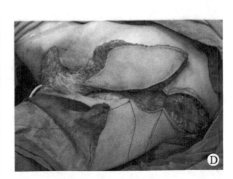
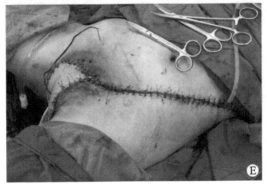
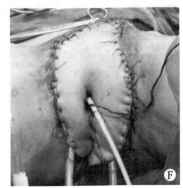

A：经手术放疗后反复病发的外阴癌患者；B：切除复发病灶后整个外阴几乎完全缺损；C：标记出在上腹部取带蒂皮瓣的位置；D：取上腹部带蒂皮瓣；E：转移皮瓣修补外阴创面；F：在皮瓣上开口，形成新的尿道口和阴道口。

图20　带蒂皮瓣转移修复外阴创面
（彩图见彩插10，张金明教授提供）

晚期外阴癌如果外阴病灶广泛，皮肤切除范围较大时，常需要采用复发外阴癌的外阴整形方法进行外阴修复，两者的方法可互为参考。一例晚期外阴癌患者，采用单切口技术，同时切除外阴病灶和双侧腹股沟淋巴结后进行皮瓣转移（图21）。

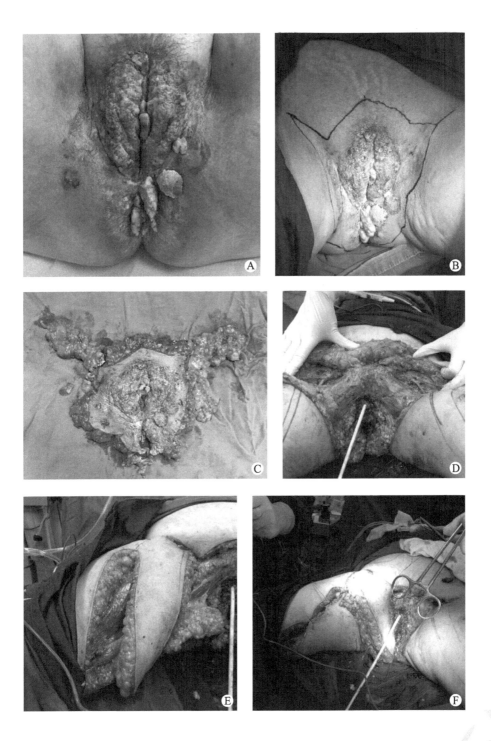

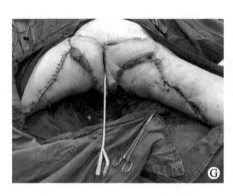
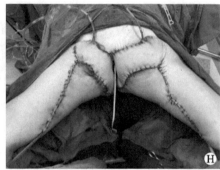

A：术前病灶；B：标记单切口手术切除范围；C：切除整块标本；D：外阴病灶和双侧腹股沟淋巴结切除后的手术创面；E：取右侧股前内侧皮瓣；F：右侧股皮瓣转移缝合；G：皮肤对合；H：手术结束。

图21　采用单切口技术切除外阴病灶和双侧腹股沟淋巴结

（彩图见彩插11，张金明教授提供）

外阴癌治疗新进展及展望

45. 外阴癌新辅助化疗尚有争议

早期外阴癌以手术治疗为主，随着手术技巧的不断发展，早期患者的治愈率不断提高。但对于晚期尤其是局部晚期患者，当病灶广泛累及周围组织，包括尿道、阴道、肛门、直肠等，直接行手术/放射治疗创伤较大，患者术后生活质量低下，心理接受度低，治疗效果不佳。针对这部分患者，学者们也在不断探讨更为优化的治疗方案，包括同期放化疗、新辅助放疗后或新辅助放化疗后缩小手术范围、新辅助化疗后手术/放射治疗。

既往认为，外阴癌对化疗不敏感，因此化疗在外阴癌中的应用不多，但到目前为止所发表的临床研究大多显示化疗可以明显缩小外阴癌肿瘤体积，缩小手术范围，因此辅助化疗也逐渐受到重视。

新辅助化疗是指在主要治疗（包括放疗和化疗）之前，给予数个疗程的化疗，使肿瘤的体积缩小，在保证疗效的前提下，缩小手术及放疗范围。

理论上而言，对这些患者先给予化疗，待局部病灶缩小后，再行后续治疗，可以缩小手术范围、减少手术创伤、缩小放疗区域、降低放疗剂量、减少放疗的不良反应，从而提高患者的生活质量。由于目前越来越多的证据表明，化疗可以起到放疗增敏的作用，因此以放疗为主要治疗手段者通常行同期放化疗，而不是在放疗前先行化疗。故新辅助化疗主要应用在局部晚期患者的手术治疗前。

由于外阴癌本身发病率不高，且晚期外阴癌仅约占外阴癌总数的 1/3，相关研究纳入合适病例较困难，所以关于外阴癌的新辅助化疗方面的研究也不多，尤其缺乏大样本前瞻性病例对照研究。

新辅助化疗主要用于局部晚期患者，即 FIGO 分期为Ⅲ期/Ⅳ期的患者；除此之外，也用于部分复发后再接受治疗的患者。在 2015 年 FIGO 的外阴癌治疗指南中提到，已有小型的回顾性研究表明，累及肛门和尿道的局部晚期外阴癌患者，采用顺铂、5-氟尿嘧啶、其他药物进行新辅助化疗后，手术有助于保留肛门括约肌和（或）尿道。对于这些局部晚期的外阴癌患者，直接手术不易切净病灶，且手术范围大，创伤较大，术后生活质量低下，可考虑新辅助化疗方案。

46. 外阴癌全身治疗药物进展

目前没有晚期或复发/转移性外阴癌的标准全身治疗方案。外阴癌多借鉴晚期宫颈癌和肛门癌及其他鳞状细胞癌的已知有效的方案。推荐用于治疗晚期、复发/转移性疾病的首选方案包括单药顺铂或卡铂，以及顺铂/紫杉醇、卡铂/紫杉醇和顺铂/紫杉醇/贝伐珠单抗。其他推荐的方案包括单药紫杉醇或厄洛替尼，以及顺铂/长春瑞滨、顺铂/吉西他滨或卡铂/紫杉醇/贝伐珠单抗。

顺铂是局部晚期外阴癌常用的放射增敏剂，推荐单药或联合化疗用于治疗转移性外阴癌患者。顺铂/紫杉醇和顺铂/紫杉醇/贝伐珠单抗也是首选方案。卡铂可作为首选单药或联合使用。卡铂的联合方案包括卡铂/紫杉醇（首选）和卡铂/紫杉醇/贝伐珠单抗。在一项针对 31 名晚期、复发性/转移性外阴癌患者的 II 期试验中，单药紫杉醇表现出一定的活性，获得 14% 的应答率和 2.6 个月的 PFS。在一小部分复发患者中进行的研究显示，顺铂/长春瑞滨达到 40% 的应答率、10 个月的 PFS 和 19 个月的 OS。在一项 II 期试验中纳入一组患有转移性疾病的患者，给予厄洛替尼观察到短期应答，分别有 27.5% 和 40% 的患者部分应答和疾病稳定。顺铂/吉西他滨也被推荐用于外阴癌。

对于晚期或复发/转移患者，以生物标志物为导向的全身治疗正逐渐兴起。这其中以 PD-1 抑制剂为代表。10%~50% 的外阴癌表达 PD-L1，从而抑制 PD-1 功能。帕博利珠单抗是一种可能对外阴癌患者有效的 PD-1 抑制剂。KEYNOTE-158 （NCT02628067）是一项单臂 Ⅱ 期试验，探索了在标准全身治疗后进展的晚期实体瘤患者对帕博利珠单抗单药治疗的反应。虽然尚未报告该试验中 PD-L1 阳性外阴癌患者的数据，但仍可认为该药物可能对这一患者群体有效。因此推荐帕博利珠单抗用于 PD-L1 阳性的晚期或复发/转移性外阴癌患者的二线治疗。

针对 PD-1 通路的单克隆抗体也可能对 TMB-H 或 dMMR/MSI-H 肿瘤有效。FDA 也批准帕博利珠单抗用于一线治疗失败的 TMB-H 和 MSI-H/dMMR 肿瘤，包括外阴癌。

另一种 PD-1 抑制剂纳武利尤单抗对某些外阴癌患者有一定疗效。单臂 Ⅰ/Ⅱ 期 CheckMate 358 试验 （NCT02488759） 评估了 5 名 HPV 阳性或 HPV 状态未知的复发或转移性外阴癌患者对纳武利尤单抗单药治疗的反应。整体队列的 12 个月和 18 个月 OS 率分别为 40% 和 20%；6 个月 PFS 率为 40%。纳武利尤单抗作为二线治疗在某些情况下应用于 HPV 相关的晚期或复发/转移性外阴癌患者。

NTRK 基因融合导致组成型原肌球蛋白受体激酶 （tropomyosin receptor kinase，TRK） 激活，进而促进癌症的发生和发展。约 0.3% 的实体瘤表现为 *NTRK* 基因融合。恩曲替尼和拉罗替尼是具有广泛活性的 TRK 抑制剂，对各种晚期或转移性 *NTRK* 基因融合阳性实体瘤患者有效。所以，恩曲替尼和拉罗替尼也被推荐用于晚期、转移外阴癌二线治疗中。

47. 外阴癌的治疗尚需积累经验，多中心联合研究非常重要

外阴癌发病率低，病例数少，且分散在各家医疗机构，较难积累诊疗经验。目前极少有前瞻性随机对照研究获得高质量的临床数据，治疗外阴癌多靠经验的积累和借鉴宫颈癌等鳞癌的研究数据。因此需要多中心联合进行相关的临床研究。目前的回顾性研究报道也多是针对外阴癌中发病率相对较高的鳞状细胞癌，而其他特殊病理类型的外阴恶性肿瘤更少提及，也需要多中心联合进行更为深入的研究。

参考文献

1. OLAWAIYE A B, CUELLO M A, ROGERS L J. Cancer of the vulva: 2021 update. Int J Gynecol Obstet, 2021, 155 Suppl 1(Suppl 1): 7 – 18.

2. WITTEVEEN P O, VAN DER VELDEN J, VERGOTE I, et al. Phase II study on paclitaxel in patients with recurrent, metastatic or locally advanced vulvar cancer not amenable to surgery or radiotherapy: a study of the EORTC-GCG(European Organisation for Research and Treatment of Cancer—Gynaecological Cancer Group). Ann Oncol, 2009, 20(9): 1511 – 1516.

3. HOROWITZ N S, OLAWAIYE A B, BORGER D R, et al. Phase II trial of erlotinib in women with squamous cell carcinoma of the vulva. Gynecol Oncol, 2012, 127 (1): 141 – 146.

4. CORMIO G, LOIZZI V, GISSI F, et al. Cisplatin and VSIL orelbine chemotherapy in recurrent vulvar carcinoma. Oncology, 2009, 77(5): 281 – 284.

5. SANTEUFEMIA D A, CAPOBIANCO G, RE G L, et al. Cisplatin-gemcitabine as palliative chemotherapy in advanced squamous vulvar carcinoma: report of two cases. Eur J Gynaecol Oncol, 2012, 33(4): 421 – 422.

6. MONK B J, SILL M W, MCMEEKIN D S, et al. Phase III trial of four cisplatin-containing doublet combinations in stage IVB, recurrent, or persistent cervical carcinoma:

a Gynecologic Oncology Group study. J Clin Oncol, 2009, 27(28): 4649 – 4655.

7. HECKING T, THIESLER T, SCHILLER C, et al. Tumoral PD-L1 expression defines a subgroup of poor-prognosis vulvar carcinomas with non-viral etiology. Oncotarget, 2017, 8(54): 92890 – 92903.

8. HOWITT B E, SUN H H, ROEMER M G, et al. Genetic basis for PD-L1 expression in squamous cell carcinomas of the cervix and vulva. JAMA Oncol, 2016, 2(4): 518 – 522.

9. CHUNG H C, ROS W, DELORD J P, et al. Efficacy and safety of pembrolizumab in previously treated advanced cervical cancer: results from the phase Ⅱ KEYNOTE-158 study. J Clin Oncol, 2019, 37(17): 1470 – 1478.

10. FDA grants accelerated approval to pembrolizumab for first tissue/site agnostic indication. [2023 – 12 – 1]. https://www. fda. gov/drugs/resources-information-approved-drugs/fda-grants-accelerated-approval-pembrolizumab-first-tissuesite-agnostic-indication.

11. FDA approves pembrolizumab for adults and children with TMB-H solid tumors. [2023 – 12 – 1]. https://www. fda. gov/drugs/drug-approvals-and-databases/fda-approves-pembrolizumab-adults-and-children-tmb-h-solid-tumors.

12. NAUMANN R W, HOLLEBECQUE A, MEYER T, et al. Safety and efficacy of Nivolumab monotherapy in recurrent or metastatic cervical, vaginal, or vulvar carcinoma: results from the phase Ⅰ/Ⅱ CheckMate 358 trial. J Clin Oncol, 2019, 37(31): 2825 – 2834.

13. DOEBELE R C, DRILON A, PAZ-ARES L, et al. Entrectinib in patients with advanced or metastatic NTRK fusion-positive solid tumours: integrated analysis of three phase 1 – 2 trials. Lancet Oncol, 2020, 21(2): 271 – 282.

14. DRILON A, LAETSCH T W, KUMMAR S, et al. Efficacy of Larotrectinib in TRK fusion-positive cancers in adults and children. N Engl J Med, 2018, 378(8): 731 – 739.

15. HONG D S, BAUER T M, LEE J J, et al. Larotrectinib in adult patients with solid tumours: a multi-centre, open-label, phase I dose-escalation study. Ann Oncol, 2019, 30(2): 325 – 331.

中
国
医
学
临
床
百
家

出版者后记
Postscript

科学技术文献出版社自 1973 年成立即开始出版医学图书，50 余年来，医学图书的内容和出版形式都发生了很大的变化，这些无一不与医学的发展和进步相关。《中国医学临床百家》从 2016 年策划至今，感谢 1000 余位权威专家对每本书、每个细节的精雕细琢，现已出版作品数百种。2018 年，丛书全面展开学科总主编制，由各个学科权威专家指导本学科相关出版工作，我们以饱满的热情迎来了《中国医学临床百家》丛书各个分卷的诞生，也期待着《中国医学临床百家》丛书的出版工作更加科学与规范。

近几年，中国的临床医学有了很大的发展，在国际医学领域也开始崭露头角。以首都医科大学附属北京天坛医院牵头的 CHANCE 研究成果改写美国脑血管病二级预防指南为标志，中国一批临床专家的科研成果正在走向世界。但是，这些权威临床专家的科研成果多数首先发表在国外期刊上，之后才在国内期刊、会议中展现。如果出版专著，又为多人合著，专家个人的观点和成果精华被稀释。为改变这种零落的展现方式，作为科技部主管、中国科学技术信息研究所主办的中央级综合性科技出版机构，我们有责任为中国的临床医师提供一个系统展示临床研究成果的舞台。为此，我们策划出版了这套高端医学专著——《中国医学临床百家》丛书。

"百家"既指临床各学科的权威专家，也取百家争鸣之义。

丛书中每一本书阐述一种疾病的最新研究成果和专家观点，按年度持续出版，强调医学知识的权威性和时效性，以期细致、连续、全面展示我国临床医学的发展历程。与其他医学专著相比，本丛书具有出版周期短、持续性强、主题突出、内容精练、阅读体验佳等特点。在图书出版的同时，同步通过万方数据库等互联网平台进入全国的医院，让各级临床医师和医学科研人员通过数据库检索到专家观点，并能迅速在临床实践中得以应用。

在与作者沟通过程中，他们对丛书出版的高度认可给了我们坚定的信心。北京协和医院邱贵兴院士说"这个项目是出版界的创新……项目持续开展下去，对促进中国临床学科的发展能起到很大作用"。我们感谢这么多临床专家积极参与本丛书的写作，他们在深夜里的奋笔，感动着我们，鼓舞着我们，这是对本丛书的巨大支持，也是对我们出版工作的肯定，我们由衷地感谢作者的支持与付出！

在传统媒体与新兴媒体相融合的今天，打造好这套在互联网时代出版与传播的高端医学专著，为临床科研成果的快速转化服务，为中国临床医学的创新和临床医师诊疗水平的提升服务，我们一直在努力！

科学技术文献出版社

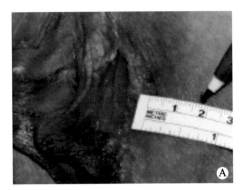
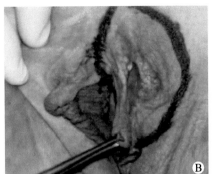
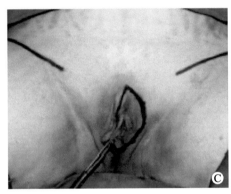

彩插1　三切口外阴局部广泛切除术和腹股沟淋巴结切除术

（见正文第 52 页）

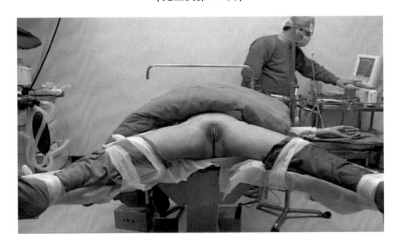

彩插2　大字形体位

（见正文第 55 页）

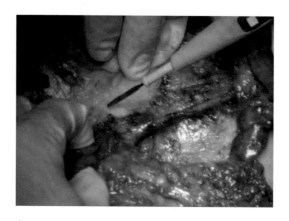

彩插 3　保留大隐静脉

（见正文第 57 页）

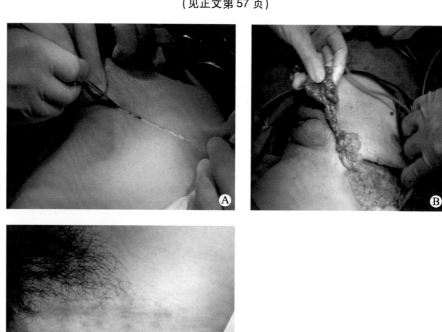

A：术前；B：术中；C：术后。

彩插 4　腹股沟横直线切口

（见正文第 60 页）

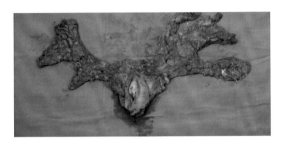

彩插 5　上窄下宽标本

（见正文第 61 页）

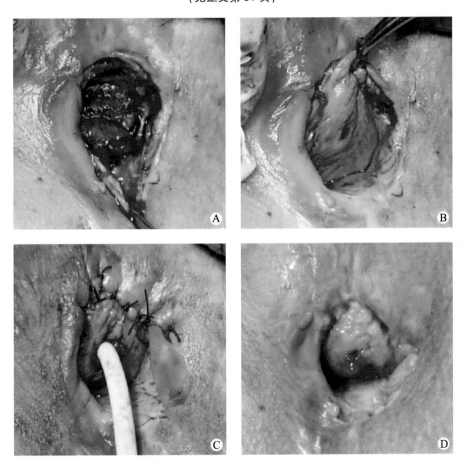

A：复发部位在尿道口周围，切除部分尿道和尿道周围组织；B：分离阴道前壁上提；C：缝合切口边缘，并在尿道位置打洞开口形成新的尿道口；D：术后恢复情况，不影响排尿功能。

彩插 6　利用阴道前壁覆盖尿道周围创面

（见正文第 66 页）

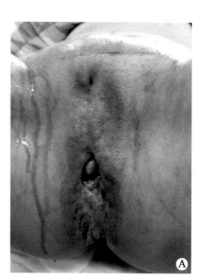
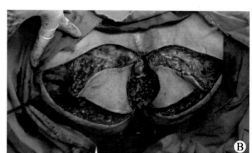
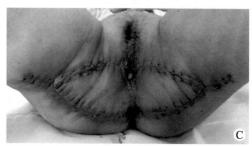

A：复发部位在会阴后联合；B：切除外阴复发病灶后皮肤缺损较大；C：采用皮瓣移位方法缝合。

彩插 7　切除位于会阴后联合的复发病灶后皮瓣移位

（见正文第 67 页，梁伟强教授提供）

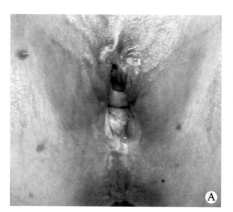
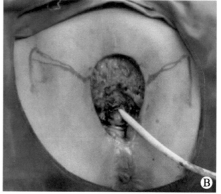

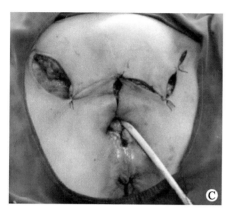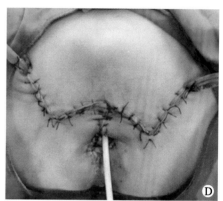

A：复发部位在阴蒂附近；B：切除复发病灶；C：采用皮瓣移位的方法；D：修补缺损创面。

彩插 8　复发部位在阴蒂附近的皮瓣移位

（见正文第 67~68 页，梁伟强教授提供）

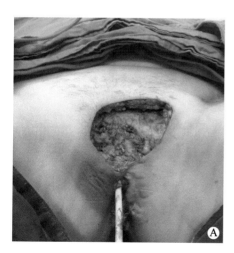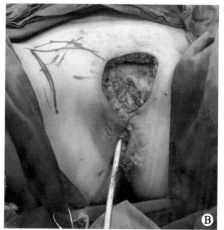

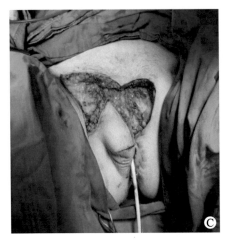 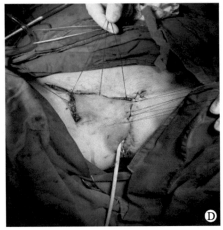

A：复发部位在阴阜；B：切除复发病灶；C：采用皮瓣移位的方法；D：修复缺损创面。

彩插9　复发部位在阴阜的皮瓣移位

（见正文第68~69页，梁伟强教授提供）

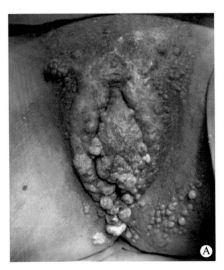 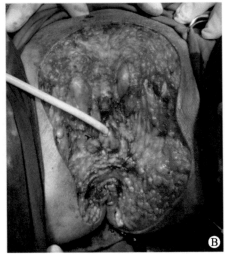

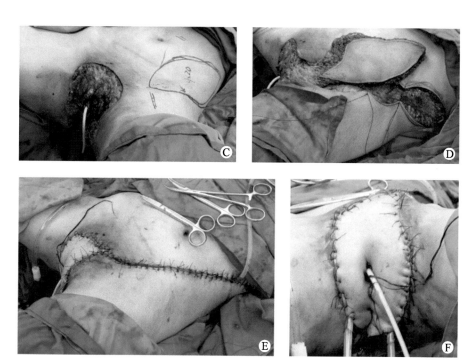

A：经手术放疗后反复病发的外阴癌患者；B：切除复发病灶后整个外阴几乎完全缺损；
C：标记出在上腹部取带蒂皮瓣的位置；D：取上腹部带蒂皮瓣；E：转移皮瓣修补外阴创面；
F：在皮瓣上开口，形成新的尿道口和阴道口。

彩插10　带蒂皮瓣转移修复外阴创面

（见正文第69~70页，张金明教授提供）

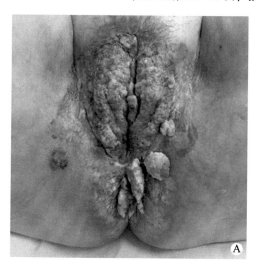

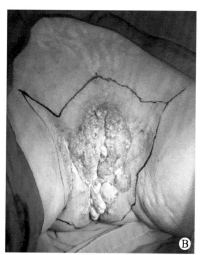

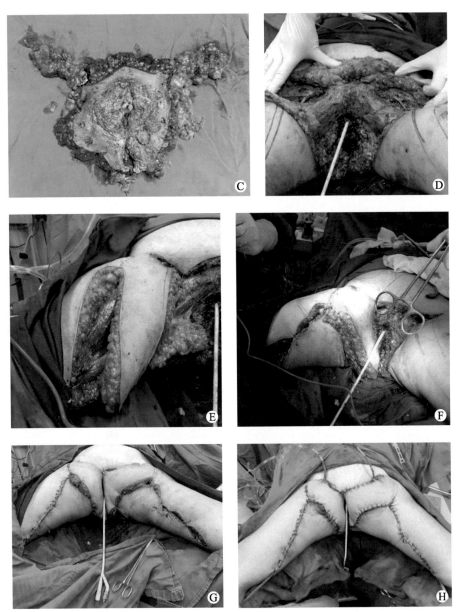

A：术前病灶；B：标记单切口手术切除范围；C：切除整块标本；D：外阴病灶和双侧腹股沟淋巴结切除后的手术创面；E：取右侧股前内侧皮瓣；F：右侧股皮瓣转移缝合；G：皮肤对合；H：手术结束。

彩插 11　采用单切口技术切除外阴病灶和双侧腹股沟淋巴结
（见正文第 71~72 页，张金明教授提供）